Zonas Faciais de Perigo

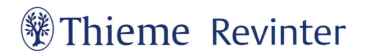

Zonas Faciais de Perigo

Segurança em Cirurgias, Uso de Preenchedores e de Dispositivos Não Invasivos

Rod J. Rohrich, MD, FACS
Founding Professor and Chair
Department of Plastic Surgery
Distinguished Teaching Professor
UT Southwestern Medical Center
Founding Partner
Dallas Plastic Surgery Institute
Dallas, Texas

James M. Stuzin, MD
Plastic Surgeon
Institute of Aesthetic Medicine
Chair
Baker-Gordon Cosmetic Surgery Meeting
Professor of Plastic Surgery (Voluntary)
University of Miami School of Medicine
Miami, Florida

Erez Dayan, MD
Harvard Trained Plastic Surgeon
Dallas Plastic Surgery Institute
Dallas, Texas

E. Victor Ross, MD
Director
Scripps Clinic Laser and Cosmetic Dermatology Center
Scripps Clinic Carmel Valley
San Diego, California

Revisão Técnica
Gisela Hobson Pontes
Cirurgiã Plástica
Chefe do Serviço de Cirurgia Plástica Professor Ronaldo Pontes, RJ
Membro Titular da SBCP, CBC e FILACP
Membro da ASAPS, ASPS e ISAPS
Membre D'Honneur de la Société Française de Chirurgie Esthétique
Doutouranda em Ciências Cirúrgicas na UERJ

Figuras de Amanda Tomasikiewicz, CMI

Thieme
Rio de Janeiro • Stuttgart • New York • Delhi

Dados Internacionais de Catalogação na Publicação (CIP)

R739z

Rohrich, Rod J
　Zonas Faciais de Perigo: Segurança em Cirurgias, Uso de Preenchedores e de Dispositivos Não Invasivos / Rod J. Rorich, James M. Stuzin, Erez Dayan & E. Victor Ross; tradução de Edianez Chimello et al. – 1. Ed. – Rio de Janeiro – RJ: Thieme Revinter Publicações, 2020.

　154 p.: il; 21 x 28 cm.
　Título Original: *Facial Danger Zones: Staying Safe With Surgery, Fillers, And Non-Invasive Devices*
　Inclui Índice Remissivo e Bibliografia
　ISBN　978-65-5572-004-4
　eISBN　978-65-5572-005-1

　1. Cirurgia Plástica – Medidas de Segurança. 2. Cirurgia Facial. 3. Ossos da Face. 4. Cirurgia com Laser. I. Stuzin, James M. II. Dayan, Erez. III. Ross, E. Victor. IV. Título.

　　　　　　　　　　　　　　　　CDD: 617.95
　　　　　　　　　　　　　　　　CDU: 616-089.844

Tradução:
EDIANEZ CHIMELLO (Caps. 1 a 5)
Tradutora Especializada na Área da Saúde, SP

SILVIA SPADA (Caps. 6 a 10)
Tradutora Especializada na Área da Saúde, SP

VILMA RIBEIRO DE SOUZA VARGA (Caps. 11 a 15)
Médica e Tradutora Especializada na Área da Saúde, SP

ANGELA NISHIKAKU (Caps. 16 a 21)
Tradutora Especializada na Área da Saúde, SP

Revisão Técnica:
GISELA HOBSON PONTES
Cirurgiã Plástica
Chefe do Serviço de Cirurgia Plástica Professor Ronaldo Pontes, RJ
Membro Titular da SBCP, CBC e FILACP
Membro da ASAPS, ASPS e ISAPS
Membre D'Honneur de la Société Française de Chirurgie Esthétique
Doutoranda em Ciências Cirúrgicas na UERJ

Título original:
Facial Danger Zones: Staying Safe With Surgery, Fillers, And Non-Invasive Devices
Copyright © 2020 Thieme Medical Publishers, Inc.
ISBN 978-1-68420-003-0

© 2020 Thieme
Todos os direitos reservados.
Rua do Matoso, 170, Tijuca
20270-135, Rio de Janeiro – RJ, Brasil
http://www.ThiemeRevinter.com.br

Thieme Medical Publishers
http://www.thieme.com

Capa: Thieme Revinter Publicações Ltda.
Ilustração da capa: ©AdobeStock/belokrylowa

Impresso no Brasil por BMF Gráfica e Editora Ltda.
5 4 3 2 1
ISBN 978-65-5572-004-4

Também disponível como eBook:
eISBN 978-65-5572-005-1

Nota: O conhecimento médico está em constante evolução. À medida que a pesquisa e a experiência clínica ampliam o nosso saber, pode ser necessário alterar os métodos de tratamento e medicação. Os autores e editores deste material consultaram fontes tidas como confiáveis, a fim de fornecer informações completas e de acordo com os padrões aceitos no momento da publicação. No entanto, em vista da possibilidade de erro humano por parte dos autores, dos editores ou da casa editorial que traz à luz este trabalho, ou ainda de alterações no conhecimento médico, nem os autores, nem os editores, nem a casa editorial, nem qualquer outra parte que se tenha envolvido na elaboração deste material garantem que as informações aqui contidas sejam totalmente precisas ou completas; tampouco se responsabilizam por quaisquer erros ou omissões ou pelos resultados obtidos em consequência do uso de tais informações. É aconselhável que os leitores confirmem em outras fontes as informações aqui contidas. Sugere-se, por exemplo, que verifiquem a bula de cada medicamento que pretendam administrar, a fim de certificar-se de que as informações contidas nesta publicação são precisas e de que não houve mudanças na dose recomendada ou nas contraindicações. Esta recomendação é especialmente importante no caso de medicamentos novos ou pouco utilizados. Alguns dos nomes de produtos, patentes e design a que nos referimos neste livro são, na verdade, marcas registradas ou nomes protegidos pela legislação referente à propriedade intelectual, ainda que nem sempre o texto faça menção específica a esse fato. Portanto, a ocorrência de um nome sem a designação de sua propriedade não deve ser interpretada como uma indicação, por parte da editora, de que ele se encontra em domínio público.

Todos os direitos reservados. Nenhuma parte desta publicação poderá ser reproduzida ou transmitida por nenhum meio, impresso, eletrônico ou mecânico, incluindo fotocópia, gravação ou qualquer outro tipo de sistema de armazenamento e transmissão de informação, sem prévia autorização por escrito.

Sumário

Conteúdo dos Vídeos... vii

Prefácio xi

Dedicatória/Agradecimentos xiii

Colaboradores... xv

Parte I: Nervos Faciais

1. **Visão Geral da Anatomia dos Tecidos Faciais**................................. 3
   James M. Stuzin

2. **Compartimentos de Gordura Facial** 16
   James M. Stuzin

3. **Visão Geral: Zona de Perigo do Nervo Facial**................................25
   James M. Stuzin

4. **Ramo Frontal do Nervo Facial** 32
   James M. Stuzin

5. **Ramos Zigomáticos e Bucais** 40
   James M. Stuzin

6. **Protegendo os Ramos Marginal e Cervical do Nervo Facial** 47
   James M. Stuzin

7. **Nervo Auricular Magno**..55
   James M. Stuzin

8. **Considerações Técnicas: Dissecção Estendida do SMAS e SMASectomia Lateral/Janela de Platisma** 61
   James M. Stuzin

Parte II: Preenchedores e Neuromoduladores

9. **Introdução**...73
   Rod J. Rohrich ▪ Dinah Wan

10. **Zona 1 de Perigo Facial – Região Glabelar** 75
    Rod J. Rohrich ▪ Dinah Wan

11. **Zona 2 de Perigo Facial – Região Temporal** 82
    Rod J. Rohrich ▪ Dinah Wan

12. **Zona 3 de Perigo Facial – Região Perioral** 87
    Rod J. Rohrich ▪ Dinah Wan

13. **Zona 4 de Perigo Facial – Região Nasolabial** 93
    Rod J. Rohrich ▪ Raja Mohan

14. **Zona 5 de Perigo Facial – Região Nasal**.....................................99
    Rod J. Rohrich ▪ Raja Mohan

15. **Zona 6 de Perigo Facial – Região Infraorbital** 107
    Rod J. Rohrich ▪ Raja Mohan

Parte III: Dispositivos Baseados em Energia

16 Maximizando a Segurança com *Lasers* Ablativos 115
E. Victor Ross ▪ Erez Dayan ▪ Rod J. Rohrich

17 Maximizando a Segurança com *Lasers* Não Ablativos 120
E. Victor Ross ▪ Erez Dayan ▪ Rod J. Rohrich

18 Ácido Tricloroacético Combinado com a Segurança do Esfoliante Químico de Jessner 122
Erez Dayan ▪ Rod J. Rohrich

19 Maximizando a Segurança com os Dispositivos Baseados em Radiofrequência ... 125
Erez Dayan ▪ Rod J. Rohrich

20 Maximizando a Segurança com a Criolipólise............................130
Erez Dayan ▪ Rod J. Rohrich

21 Maximizando a Segurança com o Microagulhamento 133
Erez Dayan ▪ David Dwayne Weir ▪ Rod J. Rohrich ▪ E. Victor Ross

Índice Remissivo..136

Conteúdo dos Vídeos

Vídeo	QR Code	Vídeo URL
Vídeo 1.1 Visão Geral – Relação do Nervo Facial com as Fáscias Superficial e Profunda *James M. Stuzin*		https://www.thieme.de/de/q.htm?p=opn/cs/19/9/10137226-41a2aa2f
Vídeo 2.1 Compartimentos de Gordura Facial *James M. Stuzin*		https://www.thieme.de/de/q.htm?p=opn/cs/19/9/10137227-5c09a735
Vídeo 3.1 Visão Geral das Zonas de Perigo: Nervo Facial *James M. Stuzin*		https://www.thieme.de/de/q.htm?p=opn/cs/19/9/10137190-0027dc91
Vídeo 4.1 Zona de Perigo – Ramo Frontal *James M. Stuzin*		https://www.thieme.de/de/q.htm?p=opn/cs/19/9/10137201-f70ad627
Vídeo 5.1 Zona de Perigo – Ramos Bucal e Zigomático *James M. Stuzin*		https://www.thieme.de/de/q.htm?p=opn/cs/19/9/10137202-e1355fba
Vídeo 6.1 Zona de Perigo – Ramos Marginal e Cervical *James M. Stuzin*		https://www.thieme.de/de/q.htm?p=opn/cs/19/9/10137203-74227bcd
Vídeo 7.1 Zona de Perigo – Nervo Grande Auricular *James M. Stuzin*		https://www.thieme.de/de/q.htm?p=opn/cs/19/9/10137204-2b688238
Vídeo 8.1 Técnicas de Ritidoplastia *James M. Stuzin*		https://www.thieme.de/de/q.htm?p=opn/cs/19/9/10137205-ef7b858f
Vídeo 8.2 Dissecção Estendida do SMA *James M. Stuzin*		https://www.thieme.de/de/q.htm?p=opn/cs/19/9/10137206-89ed1438
Vídeo 8.3 Vetor Vertical de Fixação do SMAS *James M. Stuzin*		https://www.thieme.de/de/q.htm?p=opn/cs/19/9/10137207-e51b2b7c

Vídeo	QR Code	Vídeo URL
Vídeo 8.4 SMASectomia Lateral – Superposição do SMAS *Rod J. Rohrich*		https://www.thieme.de/de/q.htm?p=opn/cs/19/9/10137208-f1c3f7a9
Vídeo 8.5 *Lifting* Cervical – Janela Platismal Lateral *Rod J. Rohrich*		https://www.thieme.de/de/q.htm?p=opn/cs/19/9/10137209-3020e743
Vídeo 10.1 Zona 1 de Perigo: Testa e Glabela *Rod J. Rohrich*		https://www.thieme.de/de/q.htm?p=opn/cs/19/9/10137210-1ad81642
Vídeo 10.2 Preenchimento na Região da Glabela *Rod J. Rohrich*		https://www.thieme.de/de/q.htm?p=opn/cs/19/9/10137211-b116a1af
Vídeo 11.1 Zona 2 de Perigo: Região Temporal *Rod J. Rohrich*		https://www.thieme.de/de/q.htm?p=opn/cs/19/9/10137212-489601cf
Vídeo 11.2 Preenchimento na Região Temporal *Rod J. Rohrich*		https://www.thieme.de/de/q.htm?p=opn/cs/19/9/10137213-598fa55d
Vídeo 12.1 Zona 3 de Perigo Facial: Comissura Oral e Lábios *Rod J. Rohrich*		https://www.thieme.de/de/q.htm?p=opn/cs/19/9/10137214-691e286f
Vídeo 12.2 Preenchimento dos Lábios *Rod J. Rohrich*		https://www.thieme.de/de/q.htm?p=opn/cs/19/9/10137215-c555df2b
Vídeo 12.3 Preenchimento da Comissura Oral *Rod J. Rohrich*		https://www.thieme.de/de/q.htm?p=opn/cs/19/9/10137216-ed7bd0d3
Vídeo 13.1 Zona 4 de Perigo Facial: Sulco Nasolabial *Rod J. Rohrich*		https://www.thieme.de/de/q.htm?p=opn/cs/19/9/10137217-dd2d31c2

Vídeo	QR Code	Vídeo URL
Vídeo 13.2 Preenchimento do Sulco Nasolabial *Rod J. Rohrich*		https://www.thieme.de/de/q.htm?p=opn/cs/19/9/10137218-37893c18
Vídeo 14.1 Preenchimento do Nariz *Rod J. Rohrich*		https://www.thieme.de/de/q.htm?p=opn/cs/19/9/10137219-2029cb49
Vídeo 14.2 Zona 5 de Perigo Facial: Nariz *Rod J. Rohrich*		https://www.thieme.de/de/q.htm?p=opn/cs/19/9/10137220-ec946038
Vídeo 15.1 Preenchimento da Região Infraorbitária *Rod J. Rohrich*		https://www.thieme.de/de/q.htm?p=opn/cs/19/9/10137221-6f3a3c64
Vídeo 15.2 Zona 6 de Perigo Facial: Região Infraorbitária *Rod J. Rohrich*		https://www.thieme.de/de/q.htm?p=opn/cs/19/9/10137222-691a7600
Vídeo 18.1 *Peeling* com TCA *Rod J. Rohrich*		https://www.thieme.de/de/q.htm?p=opn/cs/19/9/10137223-87986c73
Vídeo 19.1 Radiofrequência: Microagulhamento com Radiofrequência Bipolar *Erez Dayan*		https://www.thieme.de/de/q.htm?p=opn/cs/19/9/10137224-b259fac9
Vídeo 21.1 Microagulhamento *Erez Dayan*		https://www.thieme.de/de/q.htm?p=opn/cs/19/9/10137225-0be3deaa

Prefácio

Por que um novo livro sobre ZONAS FACIAIS DE PERIGO? Gostaríamos de compartilhar nossos pensamentos sobre o porquê de sentirmos que uma nova contribuição à literatura sobre este tópico seria apropriada neste momento.

O livro-texto principal foi escrito há mais de 20 anos pelo Doutor Brooke Seckel, que além de ser um neurologista certificado, também é cirurgião plástico. O Doutor Seckel notou que o motivo para que ele escrevesse a primeira edição tinha sido sua preocupação quanto ao potencial para lesões do nervo facial após procedimentos de ritidoplastia sub-SMAS mais agressiva, descritos no início da década de 1990. Seu livro-texto tornou-se referência para cirurgiões que executavam procedimentos faciais tanto reconstrutivos quanto estéticos, na época, e foi republicado em 2010 para a geração seguinte de cirurgiões plásticos.

Na última década, várias mudanças ocorreram no mundo da cirurgia estética e da medicina cosmetológica. O crescimento na demanda global por procedimentos estéticos avança rapidamente e, com esse crescimento aumenta também a demanda quanto à segurança do paciente. Hoje, procedimentos estéticos envolvem técnicas cirúrgicas e não cirúrgicas e são conduzidos por médicos de diversas origens. Observamos que com esse aumento de demanda surgem também complicações novas e desgastantes. A cegueira após preenchimento era desconhecida quando o Doutor Seckel escreveu ZONAS FACIAIS DE PERIGO, mas hoje essa reação é informada, infelizmente, com relativa frequência. As residências em cirurgia plástica geralmente reforçam os procedimentos reconstrutivos, enquanto a anatomia facial é ensinada mais superficialmente e pouco tempo é dispendido nas *nuances* dos procedimentos estéticos faciais. Notamos que nossos residentes parecem mais confortáveis executando uma complexa reconstrução microvascular do que uma cirurgia de *facelift*, talvez em razão do treinamento mais enfático que recebem para realizar a primeira, em detrimento de uma abordagem por vezes rasa ao se tratar de procedimentos como esse, erroneamente considerados mais simples. Vinte anos após a publicação inicial desse livro-texto, a necessidade de cada vez maior de segurança do paciente permanece primordial, levando ao nosso interesse em redefinir a tecnologia de ponta em ZONAS FACIAIS DE PERIGO.

Embora as técnicas tenham mudado e a prestação de cuidados tenha evoluído entre as muitas especialidades que formam os procedimentos estéticos, a anatomia permanece constante. Da perspectiva dos autores, o conhecimento tridimensional tanto da anatomia das partes moles faciais quanto da anatomia vascular continua como a chave para evitar complicações como lesão do ramo motor, cegueira e isquemia de tecidos. A proliferação de dispositivos não invasivos e *lasers* também demanda a compreensão das considerações sobre segurança e das limitações ao utilizar esses dispositivos.

Este livro apresenta uma meta clara que pode ser dissecada em três partes:

- Aprimorar ao máximo os conhecimentos a respeito da anatomia facial é relevante para a obtenção dos melhores e mais seguros resultados em cirurgia facial estética. Esse é, em especial, o caso com anatomia intrincada do nervo facial em cirurgia de *lifting* facial, como discutido pelo Doutor James Stuzin.
- Refinar e definir seu conhecimento da anatomia vascular da face para estar seguro ao executar preenchimentos faciais, para prevenir complicações temidas, incluindo cegueira e perda de pele, como discutido pelo Doutor Rod Rohrich.
- Definir as limitações e as áreas de segurança para o uso das tecnologias minimamente invasivas, do *laser* à radiofrequência para a tecnologia do ultrassom, a fim de otimizar resultados e maximizar segurança nas áreas da face e do pescoço, como discutido pelos Doutores Erez Dayan e Vic Ross.

Ao compor ZONAS FACIAIS DE PERIGO voltamos ao laboratório de cadáveres para garantir que a anatomia apresentada fosse precisa e que as complexidades da anatomia das partes moles da face se tornassem desmistificadas. Incluímos fotos de cadáveres necessárias para esclarecer a anatomia combinadas com ilustrações artísticas e vinhetas curtas em vídeo na esperança de que o leitor facilmente compreenda um assunto que, em nossa opinião, tem sido excessivamente complicado na literatura. O formato do livro visa a simplificar esse conhecimento e, com a adição de vídeos e de uma cópia digital do *e-book*, nossa sincera esperança é a de que o médico possa passar diretamente desse livro-texto para a sala de operações ou de tratamento e executar procedimentos estéticos com maior confiança e segurança.

A responsabilidade dos médicos que executam procedimentos de medicina cosmética permanece quanto a resultados precisos e segurança do paciente. Embora a maestria em medicina cosmética seja visual e intuitiva, a base analítica para a coerência é o conhecimento fundamental e completo de anatomia e de sua relação com o formato facial. Temos a esperança sincera de que este livro-texto forneça ao leitor a base para uma compreensão tridimensional sólida da anatomia das partes moles da face e a conscientização sobre as zonas de perigo ao executarem os procedimentos, levando a resultados seguros e satisfatórios tanto para pacientes quanto para os médicos.

Rod J. Rohrich, MD
James M. Stuzin MD
Erez Dayan, MD
E. Victor Ross, MD

Dedicatória/Agradecimentos

Dedicamos este livro do paciente à segurança de todos os nossos pacientes. Esperamos que este trabalho ajude os médicos a focarem em segurança. Os consumidores podem usar este texto para guiá-los aos melhores profissionais certificados em Cirurgia Plástica, Dermatologia, Cirurgia Plástica Facial e Cirurgia em Oculoplastia que fornecerão os melhores cuidados com base nos princípios que delineamos neste livro.

A cirurgia cosmética diz respeito a colocar seu paciente e sua segurança e resultados em primeiro lugar. Este texto destaca essa necessidade e demanda que todos nós tenhamos responsabilidades, como médicos, de fazer isso sem prejuízo.

Agradecemos também e prezamos todos os nossos pacientes que ajudaram cada um de nós a nos tornarmos médicos melhores e mais cuidadosos em toda nossa prática da medicina.

Especificamente, agradecemos à nossa equipe individual que nos ajudou a completar este livro, incluindo Diane Sinn, minha assistente e administradora de longa data; Judit Tomat, nossa excelente assessora da Thieme, e Sue Hodgson, nossa editora; assim como Amanda Tomasikiewicz, nossa ilustradora, cuja experiência é exibida em cada página desta obra maravilhosa.

Sinceramente,

Rod J. Rohrich, MD
James M. Stuzin MD
Erez Dayan, MD
E. Victor Ross, MD

Colaboradores

EREZ DAYAN, MD
Harvard Trained Plastic Surgeon
Dallas Plastic Surgery Institute
Dallas, Texas

RAJA MOHAN, MD
Accent on You Plastic Surgery
Arlington, Texas

ROD J. ROHRICH, MD, FACS
Founding Professor and Chair
Department of Plastic Surgery
Distinguished Teaching Professor
UT Southwestern Medical Center
Founding Partner
Dallas Plastic Surgery Institute
Dallas, Texas

E. VICTOR ROSS, MD
Director
Scripps Clinic Laser and Cosmetic Dermatology Center
Scripps Clinic Carmel Valley
San Diego, California

JAMES M. STUZIN, MD
Plastic Surgeon
Institute of Aesthetic Medicine
Chair of the Baker-Gordon Cosmetic Surgery Meeting
Professor of Plastic Surgery (Voluntary)
University of Miami School of Medicine
Miami, Florida

DAVID DWAYNE WEIR, MNS, APRN, NP-C
Dallas Plastic Surgery Institute
Dallas, Texas

DINAH WAN, MD
Southlake Plastic Surgery
Southlake, Texas

Parte I
Nervos Faciais

James M. Stuzin

1. Visão Geral da Anatomia dos Tecidos Faciais 3
2. Compartimentos de Gordura Facial 16
3. Visão Geral: Zona de Perigo do Nervo Facial 25
4. Ramo Frontal do Nervo Facial 32
5. Ramos Zigomáticos e Bucais 40
6. Protegendo os Ramos Marginal e Cervical do Nervo Facial 47
7. Nervo Auricular Magno 55
8. Considerações Técnicas: Dissecção Estendida do SMAS e SMASectomia Lateral/Janela de Platisma 61

1 Visão Geral da Anatomia dos Tecidos Faciais

James M. Stuzin

Resumo

A chave para a segurança em dissecção cirúrgica da face é a compreensão precisa da anatomia das partes moles. Embora dois padrões bidimensionais da ramificação do nervo facial sejam variáveis, o plano do nervo facial é constante na arquitetura das partes moles da face. O reconhecimento do plano de dissecção cirúrgica e de sua relação com o plano do nervo facial fornece ao cirurgião a habilidade de oferecer resultados seguros e coerentes em procedimentos faciais tanto estéticos quanto reconstrutivos.

Palavras-chave: anatomia das partes moles da face, nervo facial.

O foco principal deste livro-texto é ajudar os cirurgiões faciais a melhorarem sua compreensão das *nuances* da anatomia facial, aumentando tanto a coerência dos resultados quanto a segurança do paciente. A compreensão da anatomia das partes moles é pertinente à cirurgia tanto reconstrutora quanto estética, e o domínio tridimensional do arranjo arquitetônico dessas partes moles faciais é essencial na dissecção de retalhos faciais para fins de reconstrução ou para executar procedimentos que exponham o esqueleto craniofacial e, mais especificamente, quando se executam procedimentos de cirurgia estética.

Prevenir a lesão do nervo facial é o aspecto mais importante tanto da segurança quanto da preservação de função quando procedimentos faciais são executados. O elemento crítico para evitar lesão do ramo motor é a compreensão precisa da arquitetura tridimensional das partes moles da face.

Embora muito já tenha sido escrito sobre anatomia do nervo facial, muitas investigações se concentraram em padrões bidimensionais de ramificação desse nervo. Infelizmente, a anatomia bidimensional do nervo facial não é particularmente relevante quando se disseca na face, e existe variação substancial em termos de padrões de ramificação entre pacientes, assim como variações em padrões de ramificação entre o lado direito e o lado esquerdo das bochechas. A chave para evitar lesão do nervo facial é compreender a arquitetura tridimensional dos planos de partes moles da face, assim como reconhecer o plano de dissecção em relação ao plano do nervo facial. PENSE EM TERCEIRA DIMENSÃO.

1.1 Arquitetura das Partes Moles da Face

- As partes moles faciais estão dispostas em uma série de camadas concêntricas, semelhantes às camadas concêntricas de uma cebola.

1.1.1 Camadas de Partes Moles Faciais da Superficial para a Profunda

- Pele.
- Gordura subcutânea compartimentalizada.
- Fáscia facial superficial (também denominada SMAS[*]; esses termos serão usados alternadamente).
- Músculos miméticos (músculos superficiais envolvidos pelo SMAS).
- Gordura sub-SMAS.
- Fáscia facial profunda (também conhecida, regionalmente, como cápsula da parótida, fáscia massetérica ou fáscia temporal profunda).
- Plano do nervo facial, ducto da parótida e coxim adiposo bucal (▶ **Fig. 1.1a,b**).

---

[*] N. do T.: Sistema musculoaponeurótico superficial.

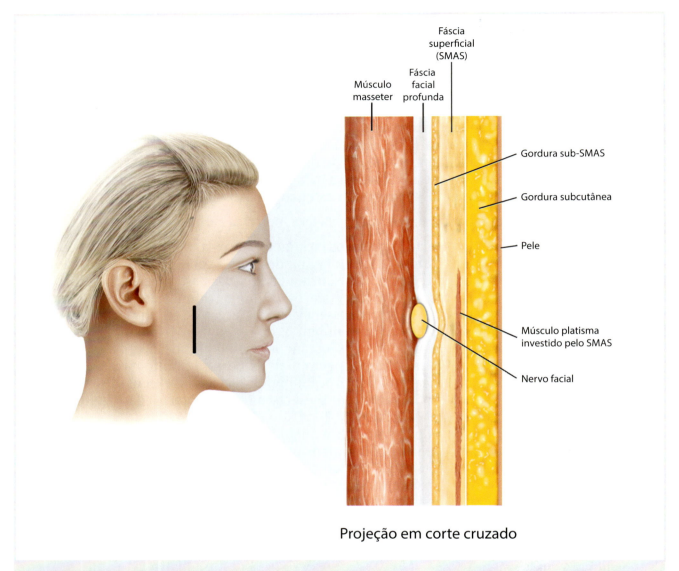

Fig. 1.1 (a) Corte cruzado da bochecha lateral ilustrado logo anterior à glândula parótida. A arquitetura das partes moles faciais da bochecha é tridimensional e está distribuída em uma série de camadas concêntricas. A partir da superficial para a profunda, essas camadas são: 1) pele, 2) gordura subcutânea (que é compartimentalizada), 3) fáscia facial superficial – mais bem conhecida como SMAS, 4) músculos miméticos superficiais (investidos pelo SMAS), 5) gordura sub-SMAS, 6) fáscia facial profunda (também denominada regionalmente como cápsula parótida, fáscia massetérica ou fáscia temporal profunda, 7) o plano do nervo facial, ducto da parótida, masseter e coxim adiposo bucal. A CHAVE para a SEGURANÇA quando se opera a face é reconhecer o plano de dissecção e sua relação com o plano do nervo facial.

1.1.2 Plano do Nervo Facial

- Embora exista variação substancial em termos de padrões bidimensionais de ramificação do nervo facial, o plano desse nervo em relação às outras camadas de fáscia da face é anatomicamente constante.
- O passo crítico para evitar lesão do nervo facial é a identificação exata do plano de dissecção à medida que ela vai sendo executada. Se a dissecção for conduzida superficial ou profundamente ao plano do nervo facial, a lesão do ramo motor será evitada.

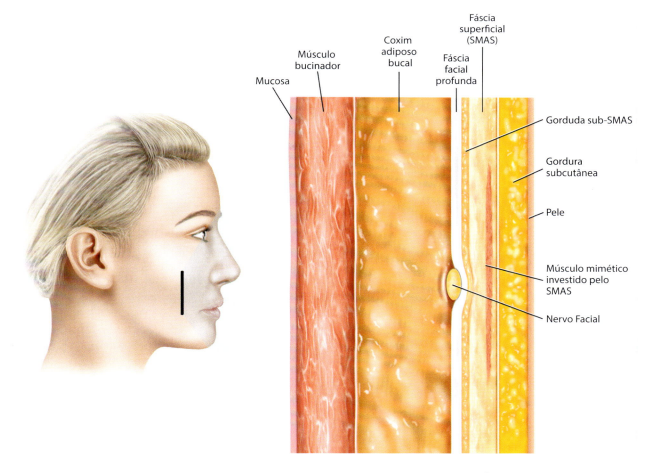

Projeção em corte cruzado

Fig. 1.1 (b) Corte cruzado das partes moles da área medial da bochecha, logo anterior ao masseter e se superpondo ao coxim adiposo bucal. A arquitetura concêntrica dessas partes moles é semelhante à da bochecha lateral, embora os ramos do nervo facial tendam a se tornar mais superficiais à medida que caminham em direção aos músculos que inervam. Observe que nessa região da bochecha, o coxim adiposo bucal e os ramos do nervo facial repousam no mesmo plano bem profundo à fáscia profunda. Mais anteriormente, esses ramos penetram a fáscia profunda e inervam os músculos miméticos ao longo de suas superfícies profundas.

- Embora o plano do nervo facial seja constante de paciente para paciente, tanto a espessura quanto a aparência de cada camada anatômica variam de modo significativo, de modo que a *nuance* de identificação do plano se torna essencial à dissecção segura.
- Assim como a espessura da pele varia de paciente para paciente, o mesmo acontece com a espessura da gordura subcutânea subjacente e SMAS. Da mesma forma, a presença ou ausência de gordura sub-SMAS, e a espessura da fáscia facial profunda brilhante subjacente aparecerão diferentes em muitos pacientes.
- Essas camadas costumam ser mais bem definidas e mais espessas em pacientes mais jovens que em idosos. Da mesma forma, nas reoperações ou procedimentos reconstrutivos após um trauma podem distorcer a aparência dos planos da fáscia. Apesar disso, a distribuição arquitetônica permanece constante e está presente em todos os pacientes; a chave para segurança para o cirurgião é reconhecer qual plano está sendo dissecado quando operando a face (**Vídeo 1.1**).

1.1.3 Camadas de Partes Moles da Face

Pele

- A espessura e a vascularização da pele variam de paciente para paciente.
- Ao se realizar um *lift* facial ou elevar um retalho cervicofacial para reconstrução da face, a chave para a segurança é realizar a dissecção na gordura subcutânea subjacente, superficial ao SMAS.
- O uso da transiluminação para definir a interface entre a gordura subcutânea e a fáscia superficial ajuda na definição do plano correto de dissecção (▶ **Fig. 1.2**, **Vídeo 1.2**).

Gordura Subcutânea

- O plano da gordura subcutânea é o plano de dissecção geralmente utilizado em procedimentos faciais reconstrutivos e estéticos e está anatomicamente situado como uma interposição entre a dissecção da pele e a fáscia superficial subjacente (SMAS).
- A gordura subcutânea facial não é uma estrutura homogênea, mas está separada em vários "compartimentos de gordura facial".
- Os septos fibrosos, que separam a gordura subcutânea em compartimentos, representam as ramificações distais dos ligamentos de retenção, que viajam de estruturas fixas profundas, como a glândula parótida, para penetrarem no SMAS e inserirem-se na pele sobrejacente.
- Da mesma forma, perfurantes vasculares transitam de ligamentos profundos para adjacentes superficiais aos ligamentos de retenção, de modo que à medida que a

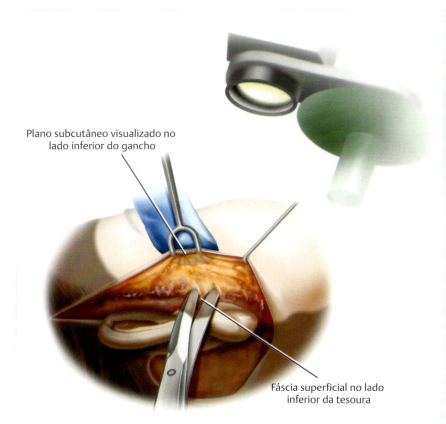

Fig. 1.2 A transiluminação usando luz do lado oposto do paciente é útil para definir a interface entre a gordura subcutânea e o SMAS e aumenta a precisão à dissecção subcutânea em termos de controle da espessura pele-retalho. Embora a dissecção subcutânea cega seja, em geral, segura, em pacientes com pouca gordura subcutânea ou nas reoperações, o uso da transiluminação é útil para a dissecção precisa do plano (ver também o videoclipe).

Plano subcutâneo visualizado no lado inferior do gancho

Fáscia superficial no lado inferior da tesoura

dissecção prossegue de um compartimento para outro compartimento adiposo facial contíguo, observa-se o sangramento dessas perfurantes.
- Tanto a espessura quanto a consistência fascial da gordura em cada compartimento variam à medida que a bochecha é dissecada, lateralmente, na região pré-auricular, e, mais anteriormente, em direção ao sulco nasolabial.
  - O compartimento lateral, na região pré-auricular, tende a ser fino, denso e vascular, enquanto a gordura no compartimento do meio tende a ser espessa, fofa, avascular e fácil de dissecar.
  - Transitando do compartimento do meio para o malar, são encontrados ligamentos zigomáticos e perfurantes da artéria facial transversa, de modo que a dissecção ao longo da eminência malar lateral tende a ser fibrosa e hemorrágica.
- Cada compartimento de gordura facial tem sua própria tendência em direção à deflação, com os compartimentos laterais mostrando evidência disso em pacientes no grupo de idade de 40 a 50 anos, enquanto a deflação malar tende a ocorrer uma década mais tarde. A natureza anatômica da deflação (que é específica do compartimento) explica porque a deflação facial tende a ocorrer regionalmente, em vez de homogeneamente pela bochecha no envelhecimento facial (Capítulo 2, em Compartimentos de Gordura Facial) (▶ **Fig. 1.3**).

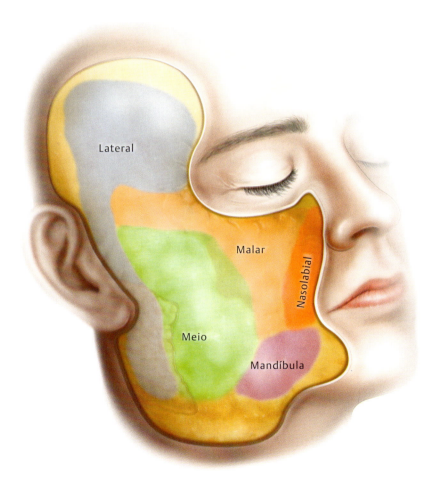

Fig. 1.3 A gordura subcutânea facial não é uma camada homogênea, que é diferente para a gordura subcutânea em outras regiões do corpo. A gordura subcutânea da bochecha é dividida em compartimentos fibrosos pelas ramificações distais dos ligamentos de retenção quando transitam de estruturas fixadas profundamente para se inserirem na pele como cútis retinacular. Os compartimentos superficiais da bochecha (de lateral a medial) são: o meio, o compartimento da mandíbula (*jawl*), o nasolabial, o malar, o lateral. Cada compartimento de gordura tem consistência fascial distinta, espessura e tendência específica à deflação com o envelhecimento.

SMAS (Fáscia Facial Superficial)

- SMAS representa a fáscia facial superficial e é análoga à fáscia superficial em qualquer parte do corpo. Ela é contínua à fáscia cervical superficial no pescoço e se estende em sentido cefálico em direção ao couro cabeludo, formando uma camada de fáscia contínua na cabeça e pescoço.
- A fáscia superficial está intimamente associada à gordura e pele subcutânea facial sobrejacente por meio de ramificações distais dos ligamentos de retenção conhecida como *retinacula cutis*. O SMAS, a gordura subcutânea e a pele representam a unidade móvel das partes moles faciais (em oposição às estruturas fixas profundas da face).
- Muitas alterações morfológicas no formato facial resultam da perda de suporte dos ligamentos de retenção profundos, o que permite que essa unidade móvel de partes moles faciais altere sua relação com as estruturas faciais fixas profundas e seja a causadora da descida de gordura facial e expansão radial no envelhecimento.

Músculos Miméticos

- Os músculos de expressão facial, que produzem movimento da pele facial de cobertura, estão intimamente associados à fáscia superficial, que serve de conexão fibrosa entre músculo e pele.
- A relação anatômica entre SMAS e músculos miméticos é denominada de investidura, que é definida como a fáscia superficial (SMAS), revestindo ambas as superfícies, superficial e profunda, do músculo mimético. Músculos miméticos investidos por SMAS estão conectados à pele de cobertura pelas fibras finas da cútis retinacular, o que permite à contração muscular produzir o movimento da pele e das partes moles.
- Da perspectiva cirúrgica, a maioria dos músculos miméticos está situada superficialmente ao plano do nervo facial. Por estarem situados superficiais ao plano do nervo facial, esses músculos recebem sua inervação ao longo de suas superfícies profundas.
- Somente três músculos miméticos estão situados profundos ao plano do nervo facial dentro da arquitetura tridimensional das partes moles faciais. Esses músculos profundamente situados incluem: elevador do ângulo da boca, mentual e bucinador. Como esses três músculos repousam profundos ao plano do nervo facial, sua inervação ocorre ao longo de suas superfícies superficiais (▶ **Fig. 1.4**).
- A significância cirúrgica da relação anatômica entre a profundidade do músculo mimético e sua inervação é relevante à prevenção de lesão do nervo facial. Como a maioria dos músculos miméticos recebe inervação ao longo de suas superfícies profundas, quando se encontra um músculo mimético durante a dissecção cirúrgica, conduzir essa dissecção ao longo da superfície superficial desses músculos evitará uma lesão do ramo motor.
  - Por exemplo, quando encontrar o músculo platisma na porção inferior da bochecha e do pescoço, dissecar superficialmente ao músculo evitará lesão a ambos os ramos do nervo mandibular cervical e marginal, que viajam profundos para esse músculo.
  - Da mesma forma, ao dissecar na região malar, dissecar superficial ao músculo orbicular do olho e os zigomáticos maior e menor preservará a inervação muscular, pois esses músculos são inervados ao longo de suas superfícies profundas (▶ **Fig. 1.5**).

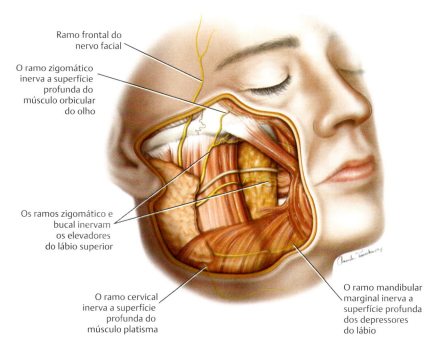

Fig. 1.4 Os músculos miméticos estão situados em níveis diferentes nas partes moles faciais, com alguns, como o orbicular do olho, situados diretamente sob a pele (e produzindo os pés de galinha no movimento com o envelhecimento), enquanto músculos situados profundamente, como o bucinador, recobrem a mucosa oral. Como a maioria dos músculos miméticos repousa superficial ao plano do nervo facial, eles recebem sua inervação ao longo de suas superfícies profundas. Por essa razão, se a dissecção for conduzida ao longo da superfície superficial de um músculo mimético (ou seja, superficial ao platisma na bochecha e no pescoço), a lesão do ramo motor será evitada.

Em geral, os ramos do nervo facial ficam profundos à fáscia profunda até atingirem os músculos que inervam. A seguir eles penetram a fáscia profunda para inervar o músculo junto com sua superfície profunda. As exceções a isso são os ramos frontal e cervical. Nessa ilustração, a fáscia profunda foi removida para demonstrar a profundidade dos ramos do nervo em relação aos músculos, que são inervados.

Observe que o ramo cervical costuma penetrar a fáscia profunda lateralmente e fica com o plano entre fáscia superficial e profunda, bem profunda ao platisma, antes de inervar o platisma na região medial. Da mesma forma, o ramo frontal viaja no plano entre fáscia superficial e profunda após seguir em sentido cefálico para o arco zigomático.

Fáscia Facial Profunda

- Da mesma forma que o SMAS, a fáscia facial profunda representa a continuação da fáscia cervical profunda em sentido cefálico para a face e é anatomicamente similar à fáscia profunda em qualquer outro lugar do corpo.
- Apesar de existirem como camada contínua, variações regionais de fáscia profunda receberam nomenclatura específica. Cobrindo a parótida, a fáscia profunda é denominada de cápsula da parótida; cobrindo o masseter, a fáscia profunda é chamada de fáscia massetérica; e na região temporal, ela é usualmente denominada de fáscia temporal.
- UM PONTO IMPORTANTE DE DESTAQUE: TODOS OS RAMOS DO NERVO FACIAL NA BOCHECHA REPOUSAM PROFUNDOS À FÁSCIA FACIAL PROFUNDA APÓS SAÍREM DA PARÓTIDA.
- Portanto, desde que a dissecção seja mantida superficial à fáscia profunda, a lesão do ramo motor será evitada na maioria das regiões da bochecha. Da perspectiva anatômica, é a presença da fáscia profunda que permite que a dissecção sub-SMAS

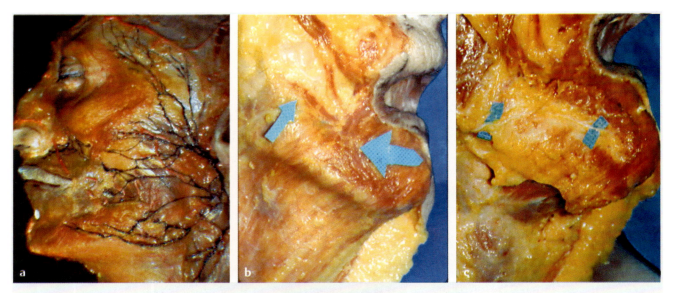

Fig. 1.5 (a) Dissecção do nervo facial em cadáver (realizada pela Doutora Julia Terzis). Observe que a região malar, que cobre diretamente a eminência zigomática, é um divisor de águas entre os ramos frontais superiormente e os ramos zigomáticos inferiormente, de modo que a dissecção cobrindo diretamente a eminência malar é segura em termos de lesão acidental do nervo. Observar também que os elevadores do lábio superior recebem sua inervação ao longo de suas superfícies profundas, de modo que a dissecção ao longo da superfície superficial desses músculos também é segura. (*Cortesia de Surgical Rejuvenation of the Face. Baker, Gordon e Stuzin em 1996, publicado por Mosby*) **(b)** Os músculos miméticos que poderiam ser encontrados na execução da dissecção da bochecha são mostrados nessa dissecção de cadáver e incluem: zigomático maior (que envia uma tira de músculo para o modíolo), risório (*seta menor*), platisma, depressor do ângulo da boca (*seta grande*) e o depressor inferior. Note o tamanho relativo do platisma, em comparação com os outros depressores do lábio inferior. Embora o platisma não tenha inserção direta no lábio, sua função para o sorriso e animação da dentição completa é importante.
Esses músculos são inter-relacionados em termos de função por conexões que existem entre os nervos cervical e marginal. (*Cortesia de Lambros, V., Stuzin, JM. The Cross-Cheek Depression: Surgical Cause and Effect in the Development of the "Joker Line" and its Treatment. Plast Reconst Surg.* 122:1543, 2008).
(c) O depressor do ângulo da boca e o depressor inferior são refletidos para demonstrar o nervo mandibular marginal, que inerva esses músculos ao longo de suas superfícies profundas.

prossiga com segurança, pois a fáscia profunda serve como camada de interposição entre a dissecção sub-SMAS e os ramos do nervo facial subjacente (▶ **Fig. 1.6**).

Nervo Facial, Ducto da Parótida e Coxim Adiposo Bucal

- Profundamente à fáscia profunda fica o plano do nervo facial, ducto da parótida e coxim adiposo bucal.
- Obviamente, esse é o plano a ser evitado durante a dissecção das partes moles da bochecha.
- Profundamente ao plano do nervo facial ficam situadas as estruturas fixas da face, incluindo glândula parótida, masseter, compartimentos adiposos profundos e o periósteo.

1.1.4 Ligamentos de Retenção

- Os ligamentos de retenção da bochecha suportam as partes moles faciais contra a mudança gravitacional e existem em locais específicos.
- Esses ligamentos se originam profundos à fáscia profunda e viajam de estruturas fixas profundas pelo SMAS, inserindo-se na pele de cobertura via cútis retinacular.

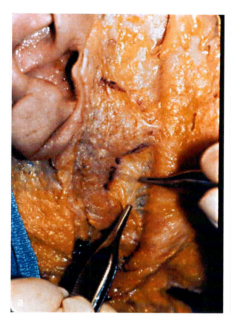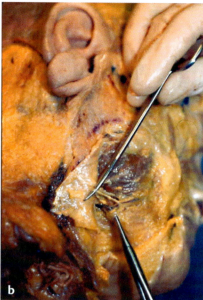

Fig. 1.6 (a) Ilustração da separação cirúrgica da fáscia superficial e profunda expondo a cápsula da parótida e a fáscia massetérica. **(b)** Demonstração dos ramos do nervo facial na bochecha situados profundos à fáscia profunda, de modo que a dissecção sub-SMAS da bochecha é segura desde que prossiga superficial à fáscia profunda. O reconhecimento do plano de dissecção e de sua relação ao plano do nervo facial é o elemento-chave para prevenir a lesão do nervo facial. (*Cortesia de Stuzin, JM; Baker, TJ; Gordon, HL: The relationship of the superficial and deep facial fáscias: relevance ro rhytidectomy and aging. Plast Reconstr Surg, 89:441, 1992.*)

- Cada série de ligamentos é nomeada com base na localização anatômica das fibras.
  - Aqueles ligamentos que se originam dos anexos à glândula parótida (ambos os lobos, principal e acessório) são denominados de ligamentos cutâneos da parótida, dando apoio às partes moles da bochecha lateral.
  - Os ligamentos que se originam do periósteo do zigoma lateral são denominados de ligamentos zigomáticos e dão apoio à bochecha superior e lateral, fixando o coxim de gordura malar ao zigoma lateral.
  - Os ligamentos que se originam ao longo da borda anterior do masseter são chamados de ligamentos cutâneos massetéricos e suportam a bochecha média e inferior e a gordura da mandíbula (*jowl*).
  - Os ligamentos originários do periósteo das regiões parassinfisária e sinfisária da mandíbula são denominados de ligamentos mandibulares e suportam o coxim de partes moles da mandíbula para a sínfise mandibular subjacente.
- Na execução da dissecção, tanto subcutânea quanto sub-SMAS, é cirurgicamente importante encontrar os ligamentos.
  - Em geral, a aparência desses ligamentos sub-SMAS tende a mostrar fibras espessas definidas, enquanto superficiais ao SMAS, os ligamentos são mais finos e mais numerosos, pois a cútis retinacular se espalha para se inserir na pele da bochecha.
  - Ao dissecar ou no plano subcutâneo ou no plano sub-SMAS, o reconhecimento de ligamentos, assim como a identificação de quando a dissecção prosseguiu distal à restrição dos ligamentos de retenção (para as áreas móveis da bochecha) fornece ao cirurgião um destino anatômico específico do paciente para o grau de liberação cirúrgica exigido para o reposicionamento do retalho (▶ **Fig. 1.7**).

Ligamentos Cutâneos da Parótida

- Os ligamentos cutâneos da parótida são estruturas fibrosas densas que suportam a pele facial na bochecha pré-auricular e lateral à cápsula da parótida subjacente.

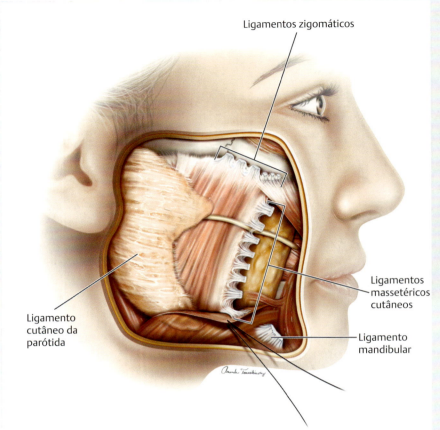

Fig. 1.7 Os ligamentos de retenção da bochecha recebem sua origem de estruturas fixas profundas e, então, transitam superficialmente pela SMAS para se inserirem na pele como a cútis retinacular. Os ligamentos da bochecha são: 1) ligamentos zigomáticos; 2) ligamentos cutâneos da parótida; 3) ligamentos massetéricos; e 4) ligamentos mandibulares.
Nem todos os ligamentos possuem a mesma densidade e os ligamentos parotidocutâneo, zigomático lateral e massetérico superior tendem a ser as fibras mais robustas na bochecha.

- Esses ligamentos estão intimamente associados ao compartimento adiposo lateral na região pré-auricular da bochecha e respondem pela qualidade fibrosa e facial da dissecção subcutânea na área pré-auricular.

Ligamentos Zigomáticos

- Os ligamentos zigomáticos originam-se do periósteo do zigoma lateral e são densos e bem definidos na região onde o arco zigomático se une à eminência malar lateral, estendendo-se pela região malar lateral.
- Os ligamentos zigomáticos tendem a ser fibras espessas e discretas e são encontrados em ambos os planos subcutâneo e sub-SMAS quando a dissecção é feita sobre o zigoma lateral.
- Do ponto de vista de perspectiva cirúrgica, a liberação de ligamentos zigomáticos laterais no plano subcutâneo melhora o reposicionamento (*redraping*) do retalho de pele quando se move um retalho de pele cervicofacial.
- Da mesma forma, a liberação dos ligamentos zigomáticos no plano sub-SMAS permite o reposicionamento do coxim adiposo malar para restaurar destaques volumétricos laterais do malar. O reposicionamento anatômico do coxim malar serve como base para técnicas SMAS e SMAS superior estendidas para rejuvenescimento facial (▶ **Fig. 1.8**).

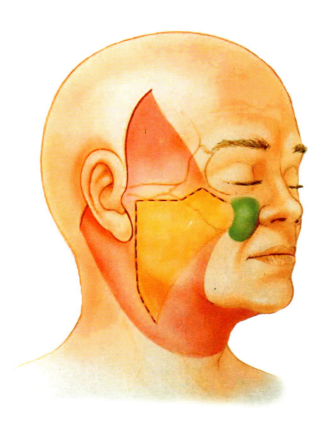

Fig. 1.8 Dissecção SMAS estendida ou SMAS superior liberando SMAS da restrição dos ligamentos parotidocutâneos, ligamentos zigomáticos laterais e os ligamentos massetéricos superiores, permitindo a elevação do coxim adiposo malar (*mostrado em verde*) e gordura da bochecha superiormente para reforçar a forma facial no *lifting* facial. Embora nem todos os ligamentos faciais exijam liberação cirúrgica para a mobilidade adequada do retalho, a dissecção da SMAS da restrição dos ligamentos robustos ao longo da parótida, zigoma lateral e masseter superior permanecem como elementos chave em termos de coerência para reposicionamento de gordura facial no *lifting* facial.

Ligamentos Massetéricos

- Os ligamentos massetéricos se estendem ao longo de todo o limite anterior do masseter. As fibras mais discretas e densas não notadas superiormente ao longo da borda superior mais ampla do masseter, onde se misturam aos ligamentos zigomáticos inferiores.
- Enquanto os ligamentos ao longo da borda média mais ampla do masseter tendem a se mostrar fracos, os ligamentos massetéricos caudais também são estruturas fibrosas discretas unindo o platisma e a gordura da mandíbula (*jowl*) ao masseter caudal na região do ângulo mandibular.

Ligamentos Mandibulares

- Os ligamentos mandibulares são notados ao longo da região parassinfisária da mandíbula e infiltram-se medialmente pelo coxim de partes moles da mandíbula, fixando-a à sínfise mandibular subjacente.
- Os ligamentos mandibulares são fibras densas que se estendem pelo coxim da mandíbula e em sentido caudal para se inserirem ao longo da borda caudal da sínfise mandibular.
- As inserções caudais dos ligamentos mandibulares são responsáveis pela formação da crista submental no envelhecimento. Na projeção de perfil em pacientes idosos, essa crista submental demarca a junção entre a mandíbula em processo de envelhecimento e o pescoço nesse mesmo processo e forma-se, anatomicamente, pela fusão da inserção do platisma medial justaposto à inserção caudal dos ligamentos mandibulares (▶ **Fig. 1.9**).

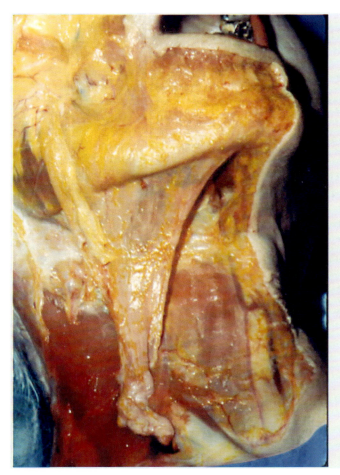

Fig. 1.9 A inserção do platisma no periósteo da região parassinfisária da mandíbula e na sínfise mandibular contribui para a formação dos ligamentos mandibulares, que suportam o coxim de partes moles da mandíbula na posição anatômica normal na juventude. A inserção do platisma ao longo da sínfise caudal contribui, no envelhecimento, para a formação da crista submental, que delineia a mandíbula em envelhecimento do pescoço no mesmo processo.

Significância Cirúrgica dos Ligamentos de Retenção

- A significância cirúrgica desses ligamentos é o fato de eles delinearem o grau de dissecção exigido para mobilizar tanto a pele quanto o SMAS no rejuvenescimento da face em envelhecimento.
- Em termos de mobilização pele-retalho, a dissecção subcutânea exigida para proceder a partir da bochecha lateral fixa anteriormente para a região móvel da bochecha demanda dissecção do retalho de pele anterior à restrição dos ligamentos zigomáticos, assim como anterior ao masseter e ligamentos massetéricos adjacentes.
- Quanto à mobilização sub-SMAS, o SMAS lateralmente na bochecha está firmemente aderido à parótida, ao lobo acessório da parótida, ao zigoma lateral e ao masseter superior, todos eles representando regiões de alta densidade ligamentosa.
- Por essa razão, para liberar adequadamente o SMAS é necessário que esse sistema seja dissecado da parótida, do lobo acessório da parótida, do zigoma lateral e dos ligamentos massetéricos superiores.
- Uma vez liberado o SMAS dessas estruturas, a região móvel sub-SMAS na bochecha anterior é identificada e a dissecção torna-se menos fibrosa (Capítulo 8).
- Na dissecção tanto da pele quanto do sub-SMAS, uma vez que a dissecção tenha prosseguido além da restrição dos ligamentos de retenção, uma dissecção anterior complementar não melhora o movimento das partes moles e só serve para aumentar a morbidade do procedimento. O reconhecimento dos limites da

dissecção exigida ao prosseguir além dos ligamentos de retenção fornece uma abordagem individualizada à mobilização do retalho, o que é específico do paciente, acrescentando maior precisão e coerência na recuperação e resultados pós-operatórios.

1.2 Sumário

Nenhuma outra área do corpo seja, talvez, anatomicamente mais complexa que a face, e do ponto de vista cirúrgico o risco de lesão do nervo facial só pode ser amenizado se as *nuances* da anatomia das partes moles forem reconhecidas. Como os padrões de ramificação do nervo facial são variáveis, a chave para a segurança na operação da bochecha é reconhecer o plano do nervo facial e assegurar que o plano cirúrgico de dissecção seja conduzido superficial ou profundo ao plano do nervo.

PENSE EM TERCEIRA DIMENSÃO e RECONHEÇA O PLANO DE DISSECÇÃO QUANDO ESTIVER OPERANDO A BOCHECHA.

Leituras Sugeridas

Baker DC, Conley, J: Avoiding facial nerve injuries in rhytidectomy: anatomic variations and pitfalls; Plast Reconstr Surg; 64:781, 1979.

Freilinger, G, Grube H, Happak W Pechmann, U: Surgical anatomy of the mimic muscle system and the facial nerve: importance for reconstructive and aesthetic surgery. Plast Reconstr Surg; 80:686, 1987.

Bosse JP, Papilloon, J. Sirgoca; anatomy of the SMAS at the malar region. In Maneksha, RJ. Ed. Transactions of the IX International Congress of Plastic and Reconstructive Surgery, New York, McGraw Hill, 1987.

Furnas D: The retaining ligaments of the cheek. Plast Reconstr Surg, 83:11, 1989.

Mendelson, BC, Wong, CH, Surgical Anatomy of the Middle Premasseter Space and its Application in Sub-SMAS Face lift Surgery. Plast Reconst Surg. 132:57, 2013.

Mendelson, BC, Muzaffar, A, Adams, W. Surgical Anatomy of the Midceek and Malar Mounds. Plast Reconstr Surg. 110:885, 2002.

Mendelson, BC, Jacobson, SR. Surgical anatomy of the midcheek: Facial layers, spaces and the midcheek segments. Clin plast Surg 2008:395, 2008

Mitz V, Peyonie, M: The superficial musculoaponeurotic system (SMAS) in the parotid and cheek area. Plast Reconstr Surg, 58:80, 1976.

Roostaeian, J. Rohrich, R. Stuzin, J. Anatomical Considerations to Prevent Facial Nerve Injury. Plast Reconstr. Surg. 135: 1318, 2015.

Seckel, B. Facial Nerve Danger Zones, 2nd edition. CRC Press, Boca Raton, Fl., 2010

Skoog, T: Plastic Surgery- New Methods and Refinements. Philadelphia, WB Saunders, 1974.

Stuzin, JM, Baker, TJ, Gordon, HL: The relationship of the superficial and deep facial fascias: relevance to rhytidectomy and aging. Plast Reconstr Surg, 89:441 1992.

Terzis, JK, Barmpitsioti, A. Essays on the Facial Nerve: Part I. Microanatomy. Plast Reconstr Surg. 125: 879, 2010.

2 Compartimentos de Gordura Facial

James M. Stuzin

Resumo

A gordura facial é diferente da gordura em outras regiões do corpo, pois se apresenta compartimentalizada. Cada compartimento de gordura facial exibe limites septais, um suprimento sanguíneo da perfurante regional e uma tendência específica à deflação no envelhecimento.

O reconhecimento da anatomia dos compartimentos é uma das chaves para a dissecção subcutânea segura da bochecha, pois os ramos do nervo facial estão, com frequência, posicionados superficialmente em pontos de transição entre compartimentos. O reconhecimento da deflação específica de compartimento fornece a diretriz para restauração de volume em rejuvenescimento facial.

Palavras-chave: compartimentos de gordura facial, deflação facial.

Pontos-Chave

- A gordura facial subcutânea não é homogênea, mas dividida em vários compartimentos separados por septos fibrosos específicos.
- Cada compartimento de gordura facial tem seu próprio suprimento sanguíneo vascular, espessura e consistência.
- Alguns compartimentos de gordura são magros e fibrosos, enquanto outros costumam conter um grande volume de gordura facilmente dissecável. A compartimentalização de gordura facial explica a variação regional notada no plano subcutâneo quando se disseca anteriormente a partir da área pré-auricular.
- Os compartimentos de gordura facial também servem como modelo para deflação, confirmando a observação de que a deflação facial no envelhecimento é específica do compartimento, em vez de ocorrer de forma homogênea por toda a bochecha.
- Esses compartimentos de gordura facial existem superficiais e profundos ao SMAS (▶ **Fig. 2.1a,b** e ▶ **Fig. 2.2**).
  - A gordura facial superficial que fica no plano subcutâneo é superficial ao SMAS e constitui a gordura que pode ser manipulada em uma ritidectomia (*lifting* facial) de SMAS.
  - Compartimentos de gordura profundos, situados anteriormente ao longo da órbita, maxila, zigoma e abertura piriforme, ficam profundos aos músculos miméticos e recobrem o periósteo da órbita e da meia face. A gordura profunda da bochecha é contígua àquela do lábio inferior. A gordura malar profunda ao longo da meia face anterior fornece volume da bochecha anterior.
  - Deve-se notar que os compartimentos de gordura superficial e profunda se esvaziam com o tempo e essa deflação é responsável por muitas alterações morfológicas observadas na face em processo de envelhecimento.

2.1 Distribuição de Compartimentos de Gordura Superficial

- A gordura facial superficial é separada em compartimentos específicos pela extensão terminal dos ligamentos de retenção mais profundos, que se infiltram pela bochecha do fundo para a superfície para se inserirem na pele como cútis retinacular.

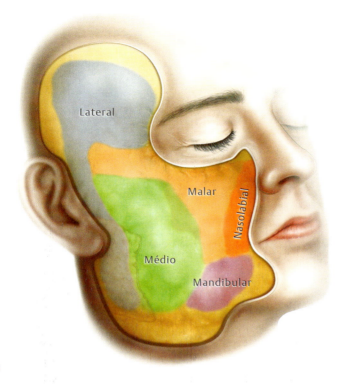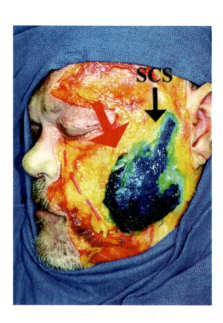

Fig. 2.1 (a) Os compartimentos de gordura facial superficial estão situados no plano subcutâneo, distribuídos pelas extensões terminais dos ligamentos de retenção. Os cinco compartimentos superficiais da bochecha, de lateral para medial, são: 1) lateral, 2) médio, 3) malar, 4) mandíbular (*jawl*) e 5) nasolabial. Cada compartimento tem seus limites septais próprios, um suprimento sanguíneo de perfurante separada e sua própria tendência à deflação no envelhecimento. **(b)** Dissecção dos compartimentos de gordura facial da bochecha em um cadáver. O compartimento marcado com tinta é o compartimento médio. A seta vermelha mosta a transição entre os compartimentos médio e malar, que são separados por alta densidade de ligamentos zigomáticos ao longo do zigoma lateral. *(Reproduzido de Rohrich, R. Pessa, J. The Fat Compartments of the Face: Anatomy and Clinical Implications for Cosmetic Surgery. Plast. Reconstr. Surg. 119:2219, 2007).*

- Em vez de estarem difusos em sua penetração do SMAS, os ligamentos de retenção penetram a fáscia superficial em locais específicos, montando assim o septo fibroso formado entre os compartimentos.
- Esses limites de junção também são o sítio onde as perfurantes vasculares da pele da bochecha penetram do fundo para a superfície.
- Como significado cirúrgico disso, destacamos que quando se encontram numerosas perfurantes durante a dissecção subcutânea, essa dissecção está anatomicamente transitando de um compartimento de gordura superficial para outro.
- Embora haja muitos compartimentos de gordura superficial, os cinco compartimentos que o cirurgião encontra em um *lifting* facial incluem: compartimento lateral, o compartimento médio, compartimento malar superficial, compartimento do sulco nasolabial e o compartimento da mandíbula.
- À medida que a dissecção subcutânea prossegue lateralmente na região pré-auricular, medialmente, se a dissecção for executada mediante visualização direta, será possível ao médico reconhecer tanto qual compartimento está sendo dissecado como quando ocorre a transição entre compartimentos (▶ **Fig. 2.3** e **Vídeo 2.1**).

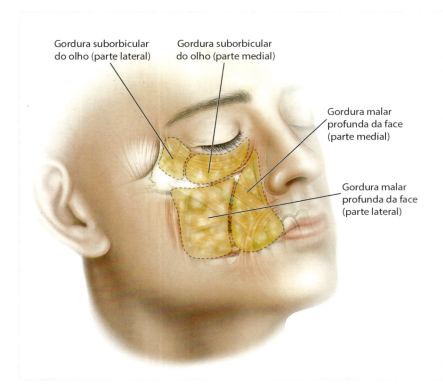

Fig. 2.2 Os compartimentos de gordura facial profunda estão situados profundos aos músculos miméticos e superficiais ao periósteo da meia face. A gordura profunda do lábio inferior está localizada bem profunda ao orbicular do olho e dividida em componentes medial e lateral. A gordura malar profunda está situada, da mesma forma, profunda aos elevadores do lábio superior e separada em componentes medial e lateral. Na juventude, a gordura periorbitária profunda se mistura com a gordura malar profunda para suportar o volume do lábio inferior e da bochecha. No envelhecimento, a deflação da gordura profunda produz a perda do volume anterior da bochecha e uma demarcação abrupta ao longo da junção entre lábio e bochecha, o que contribui para a formação da deformidade infraorbitária em V.

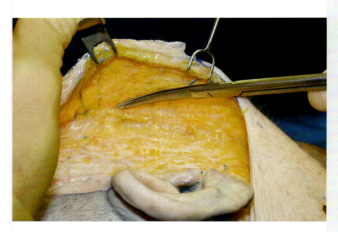

Fig. 2.3 Dissecção em cadáver na junção entre os compartimentos médio e malar ao longo do zigoma lateral. No trânsito dos compartimentos são encontrados os ligamentos de retenção e as perfurantes vasculares. Nessa fotografia as tesouras estão situadas onde os ligamentos zigomáticos se inserem na pele (separando o compartimento médio superior do compartimento malar). A densidade de ligamentos nessa região pode obscurecer a identificação mais apropriada do plano e é mais seguro dissecar superficialmente ao longo do ponto de transição entre os compartimentos médio e malar, pois os ramos motores zigomáticos ficam diretamente sub-SMAS nesse sítio. Observe as numerosas perfurantes vasculares presentes nesse local, o que é típico de perfurantes vasculares localizadas ao longo de pontos de transição entre compartimentos. Uma vez a dissecção subcutânea prosseguindo anterior ao compartimento médio, encontrar-se-á a região móvel da bochecha.

2.1.1 Compartimento Lateral

- O compartimento lateral está localizado na região pré-auricular e tende a ser estreito e fino, acompanhando a artéria temporal superficial em sentido cefálico na região temporal.

- Esse compartimento lateral costuma ter apenas 3 a 5 cm de largura e consiste em gordura densa, vascular e fibrosa.
- Esse compartimento está situado diretamente cobrindo a glândula parótida e, à medida que a dissecção prossegue anterior à glândula, encontra-se o compartimento médio e a dissecção se torna menos fibrosa (▶ **Fig. 2.4**).

2.1.2 Coxim Adiposo Médio

- O compartimento de gordura médio se situa em sentido medial à parótida e lateral à borda anterior do masseter.
- Esse compartimento costuma ser mais espesso, menos fibroso e menos vascular que o compartimento lateral e constitui o sítio onde a maior parte da dissecção subcutânea da bochecha é realizada em um *lifting* facial.
- Esse grande compartimento é espesso e avascular e, por isso, tende a ser mais fácil de dissecar.
- A borda anterior do compartimento médio é unida pelos ligamentos massetéricos e, superiormente, pelos ligamentos zigomáticos, de modo que o limite anterior é adjacente aos compartimentos laterais malar e da mandíbula.
- Ao dissecar entre os compartimentos médio, malar e da mandíbula, são encontradas fibras ligamentosas terminais fibrosas separando esses compartimentos e a dissecção é, com frequência, vascular, pois o cirurgião encontra as perfurantes ascendentes entre os compartimentos.

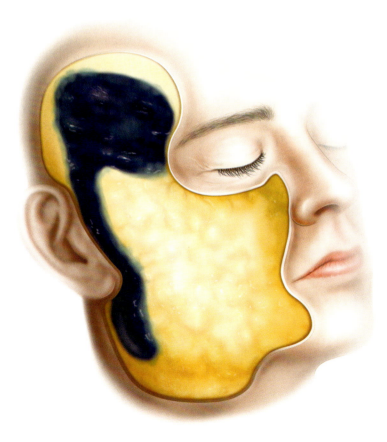

Fig. 2.4 O compartimento lateral é um compartimento estreito situado na região pré-auricular. Ele recobre a parótida e se estende em sentido ascendente para a têmpora, ao longo da via da artéria temporal superficial. Esse compartimento lateral tende a se mostrar denso, fascial e fibroso.

- Uma vez que a dissecção prossegue anteriormente para o compartimento malar e mandibular, o cirurgião novamente encontra gordura espessa, facilmente dissecada.
- A transição entre os compartimentos médio, malar e mandibular demarca, anatomicamente, a transição entre as regiões fixa e móvel da bochecha (▶ **Fig. 2.5**).

2.1.3 Compartimento Malar Superficial

- O compartimento malar superficial está situado ao longo do aspecto lateral da eminência zigomática e se estende anteriormente em direção à região paranasal, fornecendo volume à bochecha anterior.
- Na dissecção a partir da bochecha lateral (compartimento médio), o compartimento malar é identificado quando o cirurgião encontra numerosas perfurantes da artéria facial transversa, assim como ligamentos zigomáticos fibrosos e densos (denominados de trecho ou McGregor's *patch*).
- Da mesma forma, os ligamentos massetéricos superiores são encontrados ao longo do aspecto inferior do zigoma e a combinação de gordura fibrosa densa com vascularização pode dificultar a identificação exata do plano subcutâneo nessa região.
- Uma vez que os ramos zigomáticos estão superficialmente posicionados profundamente ao SMAS lateral ao zigoma, a identificação exata do plano é uma consideração de segurança importante (▶ **Fig. 2.3** ▶ **Fig. 2.6**).

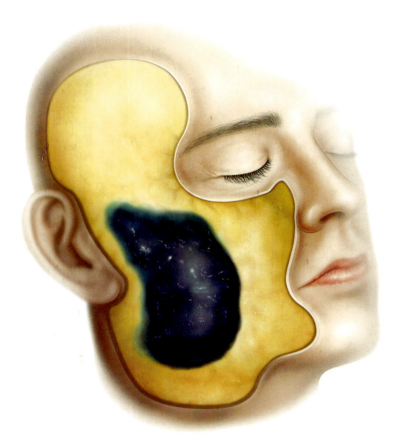

Fig. 2.5 O compartimento de gordura médio está situado entre o compartimento lateral e os compartimentos malar e mandíbular (*jawl*). Ele consiste em gordura espessa, menos vascular e é o sítio onde a maior parte da dissecção subcutânea é feita em um *lifting* facial. A borda anterior é formada pelos ligamentos zigomático e massetérico, que demarcam a junção entre a bochecha lateral fixa e a bochecha anterior móvel.

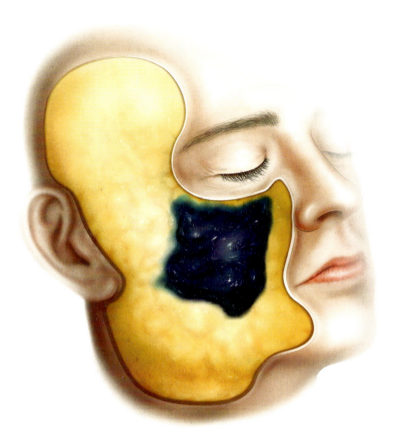

Fig. 2.6 O compartimento adiposo malar superficial fornece volume à bochecha anterior e está situado cobrindo o zigoma e a maxila. Esse compartimento é lateralmente demarcado pelos ligamentos zigomáticos e superiormente confina o *perioribum*. Esse compartimento de gordura já foi também denominado de "coxim de gordura malar" ou "meia face" e constitui o foco de muitas das técnicas modernas de reposicionamento para rejuvenescimento facial.

2.1.4 Compartimento Mandibular (*Jawl*)

- O compartimento mandibular (*jawl*) consiste em gordura fofa e espessa e está situado entre os ligamentos mandibulares e os ligamentos massetéricos que cobrem a porção facial do platisma.
- A gordura mandibular (*jawl*) tende a ser avascular e fácil para dessecar.
- No envelhecimento, a atenuação do suporte fornecido pelos ligamentos massetéricos permite que o platisma e a gordura que cobre a mandíbula desçam para o pescoço, o que obscurece a definição da borda mandibular.
- Como o compartimento mandibular (*jawl*) tende a não sofrer deflação no envelhecimento, a descida da mandíbula acompanhada pela deflação perioral adjacente é responsável pela aparência mais evidente desse compartimento na meia-idade e nos pacientes mais idosos (▶ **Fig. 2.7a,b**).

2.1.5 Compartimento do Sulco Nasolabial

- O compartimento do sulco nasolabial se situa bem lateral ao sulco nasolabial e anterior ao compartimento malar.
- Esse compartimento adiposo consiste, geralmente, em gordura espessa e densa e raramente sofre deflação no envelhecimento.

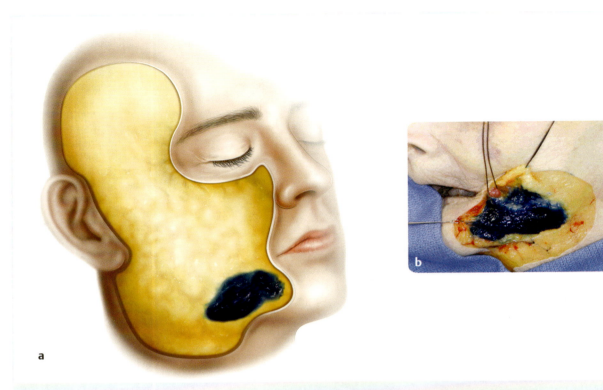

Fig. 2.7 (a) O compartimento mandibular está situado entre os ligamentos massetéricos lateralmente e os ligamentos mandibulares medialmente e cobre a porção facial do platisma. Esse compartimento tende a consistir em gordura espessa e fofa e raramente sofre deflação no envelhecimento. **(b)** Dissecção de compartimento de gordura mandibular (*jawl*) em cadáver. Observe que a gordura mandibular (*jawl*) está situada sobre o platisma facial, que não tem anexo profundo nesse local e recebe suporte em posição anatômica dos ligamentos massetéricos. À medida que esse suporte ligamentoso se enfraquece com o envelhecimento, tanto o platisma quanto a gordura mandibular (*jawl*) podem descer para o pescoço, assim como se expandir radialmente para fora do limite mandibular, obscurecendo a definição desse limite.

- Por essa razão, o compartimento nasolabial costuma ficar mais aparente no envelhecimento, à medida que o compartimento malar e as regiões periorais sofrem deflação (▶ **Fig. 2.8**).

2.1.6 Compartimentos de Gordura Facial Profunda

- Os compartimentos profundos da bochecha se localizam profundos aos músculos miméticos e cobrem o periósteo da órbita, da meia face e da abertura piriforme.
- O compartimento de gordura facial profunda que afeta a morfologia do lábio inferior está situado profundo ao orbicular dos olhos e é dividido em componentes lateral e medial.
- A bochecha anterior é suportada pelo coxim adiposo malar profundo, que, da mesma forma, tem componentes medial e lateral.
  - O componente medial da gordura malar profunda está situado ao longo da abertura piriforme e na juventude se mistura à região perioral com a bochecha.
  - O componente lateral da gordura malar profunda contribui para a projeção malar anterior e mistura à bochecha anterior com a bochecha lateral, onde confina a extensão bucal do coxim adiposo bucal.
  - Esse componente lateral também confina a órbita, misturando a pálpebra e a bochecha na juventude (▶ **Fig. 2.2**).

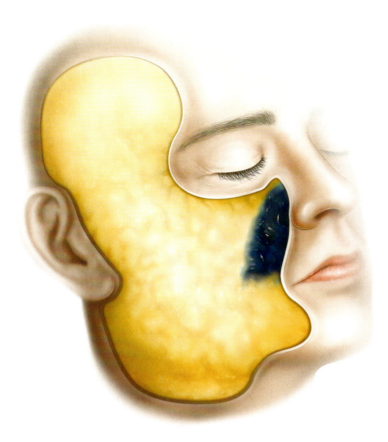

Fig. 2.8 O compartimento nasolabial situa-se ao longo da abertura piriforme e bem lateral ao sulco nasolabial. Ele consiste em gordura vascular espessa e raramente sofre deflação no envelhecimento.

2.2 Anatomia da Deflação

- A deflação facial ocorre com a idade e é responsável pela maioria das alterações morfológicas observadas da juventude para a meia-idade.
- Esse processo tende a ser específico dos compartimentos, em vez de homogêneos na bochecha e compartimentos diferentes sofrem deflação em idades diferentes.
- A deflação precoce da bochecha lateral costuma se tornar evidente nos pacientes por volta dos 40 anos (deflação que ocorre nos compartimentos lateral e médio), enquanto a deflação malar se torna evidente na quinta década de vida.
- A deflação malar resulta da perda de gordura em ambos os compartimentos malares superficial e profundo.
- Como a deflação malar afeta a bochecha anterior e o lábio inferior, as mudanças de formato associadas à deflação malar incluem a perda do volume da bochecha anterior, assim como o aumento na altura vertical do lábio inferior (deformidade infraorbitária em "V").
- Em termos cirúrgicos, é importante diferenciar entre deflação superficial e profunda, pois a primeira pode ser melhorada com o reposicionamento de gordura superficial via SMAS, enquanto a deflação profunda demanda aumento volumétrico para correção.
- Em combinação com um *lifting* facial, os autores preferem usar enxertia com gordura autógena para corrigir a aparência da deflação de compartimento profundo, adicionando volume no plano supraperiosteal que cobre o zigoma anterior e a abertura piriforme.
- A adição de volume ao compartimento profundo melhora o volume perioral e da bochecha, assim como a deformidade infraorbitária em "V", encurtando a altura vertical do lábio inferior (▶ **Fig. 2.9**).

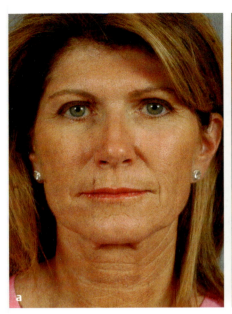 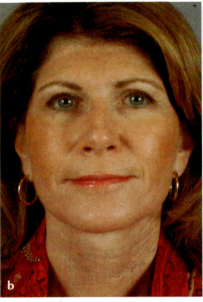

Fig. 2.9 O envelhecimento facial envolve deflação de ambos os compartimentos de gordura malar superficial e profundo. À medida que o compartimento malar profundo se esvazia, a altura vertical da pálpebra inferior aumenta, as bochechas anteriores perdem volume e uma demarcação abrupta se desenvolve entre as bochechas lateral e anterior, onde a gordura malar profunda confina o coxim adiposo bucal. Essa paciente é observada **(a)** antes e **(b)** depois de um *lifting* facial de SMAS, com enxertia de gordura autóloga no compartimento profundo para restaurar o volume malar profundo. (*Reproduzido de Sinno, S. Mehta, K. Reavey, P. Simmons, C. Stuzin, J. Current Trends in Facial Rejuvenation: An Assessment of ASPS Members Use of Fat Grafting during Face Lifting. Plast. Reconstr. Surg.* 136:20e, 2015.)

2.3 Sumário

Realizar uma dissecção subcutânea mediante visualização direta usando transiluminação para ajudar na identificação precisa tanto do plano de dissecção quanto do compartimento adiposo que está sendo dissecado aumenta a exatidão da cirurgia e reduz a morbidade pós-operatória. Sob o ponto de vista da segurança, reconhecer os pontos de transição entre compartimentos em que ligamentos faciais são encontrados é compreender que a relação desses pontos de transição com as zonas de perigo do nervo facial permanece como elemento-chave na prevenção de lesão do nervo facial (Ver Capítulo 3).

Leituras Sugeridas

Gierloff M. Stohring, C. Buder, T. Gassling, V. Acil, Y. Wiltfang, J. Aging Changes of the Midface Fat Compartments: A Computed Tomographic Study. Plast Reconstr Surg. 2012; 129:263

Lambros V. Observations on periorbital and midface aging. Plast Reconstr Surg. 2007; 120(5):1367–1376, discussion 1377

Lambros V, Stuzin JM. The cross-cheek depression: surgical cause and effect in the development of the "joker line" and its treatment. Plast Reconstr Surg. 2008; 122(5):1543–1552

Rohrich RJ, Pessa JE. The fat compartments of the face: anatomy and clinical implications for cosmetic surgery. Plast Reconstr Surg. 2007; 119(7):2219–2227, discussion 2228–2231

Rohrich RJ, Pessa JE. The retaining system of the face: histologic evaluation of the septal boundaries of the subcutaneous fat compartments. Plast Reconstr Surg. 2008; 121(5):1804–1809

Schenck T. Koban, K. Schlattau, A. Frank. K, Sykes, J. Targosinski, S. Eribacher, K/ Cptpfama, S. The Functional Anatomy of the Superfical Fat Compartments of the Face: A Detailed Imaging Study. Plast Reconstr Surg. 2018; 141:1351

Sinno S. Mehta, K, Reavey, P. Simmons, C. Stuzin, J. Current Trends in Facial Rejuvenation: An Assessment of ASPS Members Use of Fat Grafting furing Face Lifting. Plast Reconstr Surg. 2015; 136:20e

3 Visão Geral: Zona de Perigo do Nervo Facial

James M. Stuzin

Resumo

A lesão do nervo facial é uma complicação temida na execução de procedimentos faciais estéticos e reconstrutivos. Embora a maioria dos ramos do nervo facial esteja protegida, pois essas ramificações se situam profundas à fáscia profunda, ao atravessarem a bochecha, existem regiões específicas da bochecha onde ramos do nervo facial estão posicionados superficialmente e mais predispostos a lesões. Essas Zonas de Perigo estão localizadas em regiões de transição entre compartimentos de gordura facial e se caracterizam por ramos do nervo situados no plano sub-SMAS, entre as fáscias superficial e profunda. O reconhecimento do plano de dissecção quando o procedimento é executado nas Zonas de Perigo permanece como elemento-chave na prevenção de lesão acidental do ramo motor.

Palavras-chave: zonas de perigo do nervo facial, lesão do nervo facial.

> **Pontos-Chave**
>
> - As partes moles da face estão dispostas em uma série de camadas concêntricas.
> - O ponto-chave na prevenção de lesão do nervo facial é o reconhecimento visual do plano de dissecção e da relação desse plano com aquele do nervo facial. Uma vez que o plano de dissecção seja superficial ou profundo ao plano do nervo facial, a lesão do ramo motor será evitada.
> - A espessura e a aparência visual das várias camadas faciais variarão de paciente para paciente, mas a organização concêntrica dessas camadas é anatomicamente constante (embora em pacientes reoperados a identificação do plano correto possa ser difícil após a cicatrização).
> - Da mesma forma, a posição do nervo facial em relação a essas camadas anatômicas é constante. A identificação precisa do plano de dissecção (mesmo quando essa camada for fina, obscura ou difícil de dissecar) é a chave para prevenir a lesão do nervo facial.
> - Em certas regiões da face, ramos do nervo facial penetram a fáscia profunda e ficam situados no plano entre as fáscias superficial e profunda antes da inervação do músculo mimético. Regiões em que esses ramos do nervo facial estejam posicionados superficialmente, no plano entre as fáscias superficial e profunda (em vez de estarem situados profundos à fáscia profunda) representam Zonas de Perigo, pois dissecar profundamente ao SMAS nessas regiões (durante o decolamento subcutâneo) resultará em lesão do ramo motor (▶ **Fig. 3.1**).
> - O nervo facial pode ser lesionado tanto na dissecção subcutânea quanto na sub-SMAS. Ambas as formas de dissecção podem ser executadas com segurança se o plano do nervo facial for identificado e não violado.

3.1 Considerações de Segurança

- O uso da transiluminação ao dissecar o retalho subcutâneo ajuda na identificação precisa do plano de dissecção (▶ **Fig. 3.2**).
- A dissecção subcutânea é executada, por definição, superficial ao SMAS. Se a anatomia subcutânea for obscura e difícil de se identificar visualmente, a dissecção em regiões em que a anatomia seja facilmente identificável deverá ser executada antes de se prosseguir para regiões mais difíceis de dissecar.

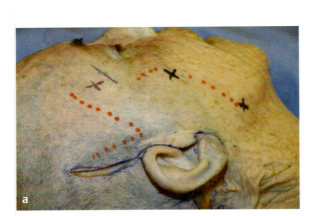
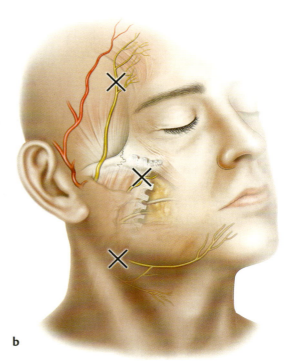

Fig. 3.1 (a) Nesta dissecção de cadáver, as áreas de Zonas de Perigo do nervo facial representando o ramo frontal situado superficialmente, o ramo zigomático e o ramo cervical são observadas (X preto). Em sentido cefálico, os pontos vermelhos representam a via do ramo parietal e frontal da artéria temporal superficial. Os pontos vermelhos em posição anterior na bochecha representam a junção entre regiões fixa e móvel da bochecha demarcada pela posição dos ligamentos zigomáticos laterais e ligamentos massetéricos. Em termos de Zonas de Perigo, o ramo frontal está superficialmente posicionado na região temporal à medida que é acessado o frontal. O ramo zigomático está em maior perigo bastante lateral à eminência zigomática, onde está justaposto à fusão dos ligamentos zigomático e massetérico superior. O ramo cervical está em maior perigo junto ao ângulo mandibular, onde está justaposto aos ligamentos massetéricos caudais. A identificação apropriada do plano e a dissecção acidental profunda ao SMAS deverão ser evitadas nessas regiões.
(b) Ilustração artística das Zonas de Perigo do nervo facial da bochecha lateral. Zonas de Perigo representam regiões em que ramificações do nervo facial estão posicionadas superficialmente, no plano entre o SMAS e a fáscia profunda. A dissecção acidental profunda ao SMAS nessas áreas pode resultar em lesão do ramo motor.

- Ao dissecar profundamente para o SMAS, a gordura sub-SMAS e a fáscia facial profunda deverão ser reconhecidas e a dissecção do SMAS mantida superficial à fáscia profunda. O plano do nervo facial na bochecha fica profundo à fáscia profunda (▶ **Fig. 3.3**).

3.2 Anatomia Pertinente (Vídeo 3.1)

3.2.1 Ramo Frontal

- **Após sair da parótida,** o ramo frontal recobre o periósteo do arco zigomático.
- Em sentido cefálico ao arco zigomático, o ramo frontal viaja no plano entre o SMAS (fáscia temporoparietal) e a fáscia temporal profunda, envolvida na gordura sub-SMAS.

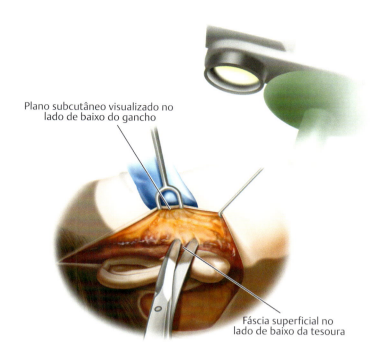

Fig. 3.2 A identificação exata do plano é a chave para a segurança e coerência em cirurgia de partes moles da face. O uso da transiluminação ajuda, substancialmente, na definição da interface entre o plano subcutâneo e o SMAS. A execução da dissecção subcutânea mediante visão direta com transiluminação permite maior controle em termos de espessura de retalho e que o cirurgião reconheça os pontos de transição entre compartimentos de gordura facial, onde os ligamentos são encontrados. O reconhecimento desses pontos de transição, em que os ramos motores tendem a ser superficialmente posicionados, é essencial para evitar dissecção acidental profunda ao SMAS.

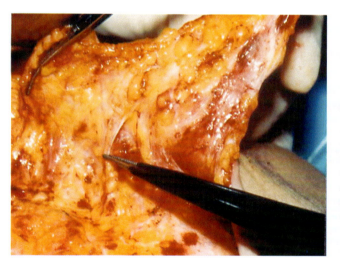

Fig. 3.3 Esta foto intraoperatória de uma dissecção estendida de SMAS mostra a elevação do SMAS no plano correto, superficial à fáscia profunda. Na foto, o cautério está anexo à porção malar da dissecção, enquanto o fórceps aponta para os ligamentos massetéricos superiores antes de sua liberação. Observe as fibras vermelhas do zigomático maior medialmente visualizadas, enquanto lateralmente se observa a gordura sub-SMAS recobrindo a fáscia profunda. Em geral, é mais seguro dissecar no plano entre o SMAS e a gordura sub-SMAS e deixar a gordura sub-SMAS intacta ao longo da superfície superficial da fáscia profunda. Apesar disso, em alguns pacientes, a gordura sub-SMAS é esparsa e a dissecção será adjacente tanto à cápsula da parótida quanto à fáscia massetérica (fáscia profunda).

- O ramo frontal se torna mais superficial ao atravessar a região temporal e abordar o frontal, onde esse músculo mimético recebe sua inervação.
- Uma vez que o ramo frontal fica bem profundo ao SMAS ao abordar o frontal, a dissecção profunda ao SMAS nessa região pode produzir uma lesão do ramo motor (▶ **Fig. 3.4**) (ver Capítulo 4).

3.2.2 Ramo Zigomático

- Após sair da parótida, o ramo zigomático repousa profundo à fáscia profunda e recobre o masseter.
- À medida que aborda o músculo zigomático maior, o ramo zigomático costuma penetrar a fáscia profunda e ficar situado no plano entre as fáscias superficial e profunda, bem em sentido inferior e lateral à eminência zigomática.
- Na erosão subcutânea da bochecha, a região lateral à eminência zigomática é fibrosa e sangrenta, pois os ligamentos zigomáticos, os massetéricos superiores e as perfurantes da artéria facial transversa passam por essa região.
- Por essa razão, o plano apropriado de dissecção pode ser difícil de identificar.
- Como o ramo zigomático está superficialmente situado nesse local, a dissecção acidental, profunda ao SMAS nesse sítio, pode produzir uma lesão de ramo motor resultando em fraqueza do lábio superior.
- O plano de identificação apropriado é essencial nessa região da bochecha e, com frequência, ajuda a dissecar as áreas menos fibrosas da bochecha tanto superior quanto inferiormente à eminência zigomática para assegurar identificação precisa do plano antes de dissecar nessa Zona de Perigo (▶ **Fig. 3.5**) (Capítulo 5).

3.2.3 Ramos Marginal e Cervical

- O ramo cervical sai da cauda da parótida e situa-se, quase imediatamente, no plano entre as fáscias superficial e profunda.
- Esse ramo costuma atravessar a bochecha inferior profunda a ambos, o SMAS e o platisma, antes de inervar esse músculo junto com sua superfície profunda.
- O ramo cervical está em maior risco de lesão na parte adjacente ao ângulo mandibular e ligamentos mesentéricos caudais.
- Os ligamentos mesentéricos caudais tendem a ser fibras robustas e costumam formar um anexo firme entre a pele e a bochecha inferior, o platisma e o periósteo subjacente.
- Como resultado dessa aderência ao longo do ângulo da mandíbula, a região do masseter caudal representa uma Zona de Perigo, pois a dissecção acidental profunda ao platisma resultará em lesão do ramo cervical.

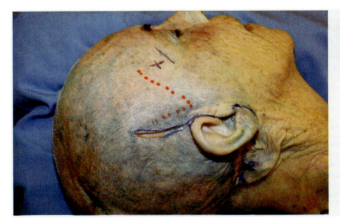

Fig. 3.4 O ramo frontal está posicionado superficialmente à medida que aborda o frontal lateral na região temporal. A área do X marca uma Zona de Perigo, onde a dissecção subcutânea deverá ser superficial e limitada a fim de evitar lesão acidental do ramo motor.

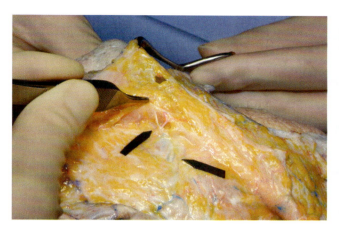

Fig. 3.5 Esta foto de cadáver mostra os ramos zigomático e bucal ao atravessarem a bochecha. A seta preta inferior aponta para o ramo bucal maior, que fica paralelo ao duto da parótida e repousa profundo à fáscia profunda nesse local. A seta superior aponta para o ramo zigomático, que inerva o zigomático maior (ajudado por fórceps) bastante lateral à eminência zigomática. Observar que esse ramo penetra a fáscia profunda bem próximo à artéria facial transversa e fica no plano entre as fáscias superficial e profunda nesse local. Como essa região tende a ser fibrosa (ligamentos massetéricos zigomático e superior) e sangrenta (das perfurantes da artéria facial transversa), a identificação do plano pode ser difícil. Na dúvida, dissecar superficialmente para evitar dissecção sub-SMAS acidental nessa Zona de Perigo.

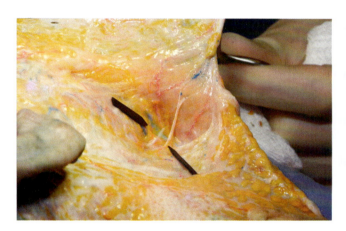

Fig. 3.6 Dissecção em cadáver ilustrando a relação dos ramos marginal e cervical adjacentes à borda caudal do masseter. Observe que o ramo cervical (*seta inferior*) é mais superficial que o ramo marginal e fica bem profundo ao platisma (entre as fáscias superficial e profunda) antes de inervar esse músculo. O ramo marginal (*seta superior*) fica profundo à fáscia profunda, quando cruza a artéria e veia faciais e tende a ficar profundo até atingir o ângulo depressor da boca e inferior, que são inervados ao longo de suas superfícies profundas.

- A chave para segurança em dissecção subcutânea no trânsito de bochecha para o pescoço é a identificação exata do plano, para assegurar que a dissecção seja executada superficial ao platisma (▶ **Fig. 3.6**).
- O ramo marginal sai da cauda da parótida e se situa profundo à fáscia profunda, costumeiramente envolvido em gordura sub-SMAS.
- O ramo marginal permanece profundo à fáscia profunda ao cruzar a artéria e veia faciais e só se torna superficial quando atinge os depressores do lábio inferior, que são inervados ao longo de suas superfícies profundas.
- Como resultado da posição profunda do ramo marginal ao transitar pela bochecha, raramente ele sofre lesão na dissecção subcutânea.
- O ramo marginal está em risco maior na dissecção sub-SMAS se o processo for executado anteriormente e bem para frente como a artéria e a veia faciais (e que não é necessário para a liberação adequada de SMAS).

- Nesse local, os ligamentos massetéricos caudais são densos e o plano apropriado de dissecção pode parecer obscuro.
- A liberação exata do SMAS anterior à cauda da parótida e o uso de dissecção cega uma vez o SMAS liberado protegerá o ramo marginal subjacente (ver o Capítulo 6).

3.3 Pontos Técnicos

- Identificar e reconhecer claramente o plano correto de dissecção e sua relação com o plano do nervo facial (▶ **Fig. 3.7**).
- Reconhecer quando a dissecção está sendo executada adjacente a Zonas de Perigo; só realizar a dissecção nessas regiões depois que o plano de dissecção correto for identificado em áreas adjacentes a Zonas de Perigo. Quando a dissecção se

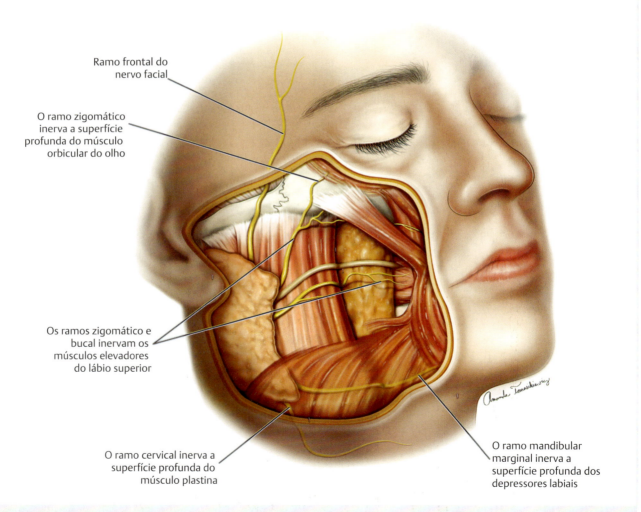

Fig. 3.7 Ilustração mostrando uma visão geral da profundidade relativa de ramos neurais na bochecha. Em sentido cefálico ao arco zigomático, o ramo frontal fica no plano entre as fáscias superficial e profunda e se torna mais superficial à medida que viaja para inervar o frontal. O ramo zigomático está situado entre as fáscias superficial e profunda, bem lateral ao zigoma, enquanto os ramos bucais costumam ficar profundos à fáscia profunda na bochecha lateral. O ramo marginal fica profundo à fáscia profunda na bochecha, enquanto o ramo cervical está situado entre as fáscias superficial e profunda, profundo ao platisma, depois de deixar a parótida.

torna obscura, dissecar em áreas conhecidas da anatomia e retroceder para onde a anatomia não esteja clara. Nessas circunstâncias, PACIÊNCIA NA IDENTIFICAÇÃO APROPRIADA DO PLANO É UM ELEMENTO-CHAVE EM SEGURANÇA.
- Reconhecer o aparecimento do SMAS (fáscia superficial) quando esse atravessa a bochecha e a alteração visual em sua aparência quando ele passar entre compartimentos de gordura facial.
- Ao elevar retalhos de SMAS na bochecha, reconhecer a aparência tanto da cápsula da parótida quanto da fáscia massetérica e dissecar superficial a essas camadas. Deixar gordura sub-SMAS intacta cobrindo a fáscia profunda e dissecar diretamente ao longo da superfície inferior do SMAS fornece uma camada extra de proteção entre a elevação de SMAS e os ramos do nervo facial situados mais profundamente.

Leituras Sugeridas

Alghoul M, Bitik O, McBride J, Zins JE. Relationship of the zygomatic facial nerve to the retaining ligaments of the face: the Sub-SMAS danger zone. Plast Reconstr Surg. 2013; 131(2):245e–252e

Baker DC, Conley J. Avoiding facial nerve injuries in rhytidectomy. Anatomical variations and pitfalls. Plast Reconstr Surg. 1979; 64(6):781–795

Dingman RO, Grabb WC. Surgical anatomy of the mandibular ramus of the facial nerve based on the dissection of 100 facial halves. Plast Reconstr Surg Transplant Bull. 1962; 29:266–272

Freilinger G, Gruber H, Happak W, Pechmann U. Surgical anatomy of the mimic muscle system and the facial nerve: importance for reconstructive and aesthetic surgery. Plast Reconstr Surg. 1987; 80(5):686–690

Furnas DW. The retaining ligaments of the cheek. Plast Reconstr Surg. 1989; 83(1):11–16

Pitanguy I, Ramos AS. The frontal branch of the facial nerve: the importance of its variations in face lifting. Plast Reconstr Surg. 1966; 38(4):352–356

Roostaeian J, Rohrich RJ, Stuzin JM. Anatomical considerations to prevent facial nerve injury. Plast Reconstr Surg. 2015; 135(5):1318–1327

Seckel B. Facial Nerve Danger Zones. 2nd ed. Boca Raton, Fl.: CRC Press; 2010

Stuzin JM, Wagstrom L, Kawamoto HK, Wolfe SA. Anatomy of the frontal branch of the facial nerve: the significance of the temporal fat pad. Plast Reconstr Surg. 1989; 83(2):265–271

Tzafetta K, Terzis JK. Essays on the facial nerve: Part I. Microanatomy. Plast Reconstr Surg. 2010;125(3):879–889

4 Ramo Frontal do Nervo Facial

James M. Stuzin

Resumo

Ao contrário de outros ramos do nervo facial, após sair da parótida, o ramo frontal se posiciona no plano entre as fáscias superficial e profunda. A dissecção segura dentro da região temporal deve, portanto, ser executada de forma superficial ou profunda ao plano do ramo frontal, considerando que a dissecção sub-SMAS (sistema músculo aponeurótico superficial) na região temporal pode resultar em lesão do ramo motor. O conhecimento da anatomia da fáscia temporal profunda e sua relação com o coxim de gordura temporal é útil na prevenção de lesão do ramo motor nos procedimentos que exigem dissecção subperióstica do arco zigomático.

Palavras-chave: anatomia do ramo frontal, lesões do ramo frontal.

Pontos-Chave

- Após sair da parótida e viajar em sentido cefálico para o arco zigomático, o ramo frontal penetra a fáscia profunda e se posiciona no plano entre as fáscias superficial e profunda, à medida que atravessa a região temporal em direção ao músculo frontal.
- As camadas de partes moles da região temporal são um pouco diferentes das camadas da parte inferior da bochecha. Essas camadas incluem: pele, gordura subcutânea, SMAS (denominado também de fáscia temporoparietal), a camada areolar frouxa (denominada também de fáscia subaponeurótica), que contém gordura sub-SMAS, e a fáscia profunda (denominada, também, de fáscia temporal profunda).
- De paciente para paciente, as partes moles da região temporal exibem grau variável de espessura, mas a relação concêntrica dessas camadas é constante. O ramo frontal dentro da região temporal está situado no plano areolar subaponeurótico frouxo (entre as fáscias superficial e profunda) envolvido na gordura sub-SMAS. Esse ramo motor tende a se tornar mais superficial (posicionando-se de forma profunda para o SMAS), onde promove a inervação do músculo frontal ao longo da borda orbitária lateral. Portanto, a região situada na parte lateral para a borda orbitária superior representa uma Zona de Perigo se a dissecção subcutânea for executada profunda ao SMAS (▶ **Fig. 4.1**).
- A variabilidade em termos de padrões de ramificação do nervo frontal é bidimensional e esse nervo pode existir como um único ramo ou ramos múltiplos (até 6), considerando que ele realiza a trajetória dentro da região temporal. A linha de Pitanguy, assinalando a via geral do ramo frontal dentro da região temporal, é uma orientação útil para a trajetória geral dos nervos frontais e está ao longo de uma tangente desenhada entre a base do trago e um ponto de referência de 1,5 cm acima da sobrancelha (▶ **Fig. 4.2**).
- Apesar das variações nos padrões de ramificação, todos os ramos motores frontais estão situados nas partes anterior e inferior ao ramo frontal da artéria temporal superficial. Por essa razão, o ramo frontal da artéria temporal superficial é um ponto de referência importante quando a dissecção for executada na região temporal (▶ **Fig. 4.3a,b**).

Capítulo 4 ▪ Ramo Frontal do Nervo Facial

- Em termos de Zonas de Perigo na região temporal, a dissecção acidental profunda à fáscia superficial (SMAS) pode lesionar os ramos frontais subjacentes do nervo facial. Por essa razão, a dissecção da região temporal deve ser executada de forma superficial ao SMAS no plano subcutâneo durante a dissecção de ritidoplastia.
- Nos procedimentos como *lifting* das sobrancelhas ou procedimentos craniofaciais que exijam a exposição do arco zigomático, a dissecção deve ser executada cobrindo diretamente a fáscia temporal profunda subjacente ou apenas profunda à camada superficial da fáscia temporal profunda dentro do coxim de gordura temporal superficial. Essa dissecção profunda na região temporal protegerá os ramos motores situados superficialmente (▶ **Fig. 4.4**).
- A chave para a segurança continua sendo a identificação exata do plano de dissecção e o entendimento da profundidade desse plano em relação ao plano do ramo frontal (▶ **Fig. 4.5**).

4.1 Considerações de Segurança

- O uso de transiluminação ao dissecar o retalho subcutâneo ajuda na identificação precisa do plano de dissecção subcutâneo.
- A região temporal tende a ser fina, com escassez de gordura subcutânea sobrejacente à fáscia superficial. Garantir que a dissecção seja mantida superficial ao SMAS é a chave para evitar dissecções profundas acidentais.
- A ligação do ramo parietal da artéria temporal superficial ao realizar a dissecção temporal *meso-temporalis* para executar um *lifting* facial é um procedimento seguro, considerando que o ramo parietal da artéria está posicionado posterior à via dos ramos motores. Se for encontrado o ramo (frontal) da artéria temporal superficial, o cirurgião deverá estar ciente de que essa evidência é um ponto de referência importante e que os ramos motores estão situados nas partes anterior e inferior a essa estrutura (▶ **Fig. 4.3**).

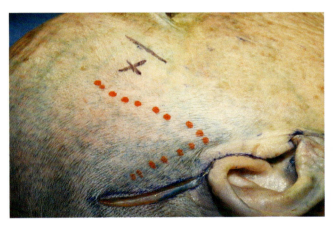

Fig. 4.1 Após sair da parótida, o ramo frontal atravessa a região temporal no plano entre a fáscia superficial e a fáscia profunda envolvido na gordura sub-SMAS. Esse ramo nervoso tende a tornar-se mais superficial à medida que viaja em direção ao limite lateral do músculo frontal justaposto à borda orbitária lateral. Portanto, a dissecção acidental profunda para SMAS nessa região (X) representa uma Zona de Perigo, e o cirurgião deve garantir que a dissecção permaneça superficial ao SMAS. As linhas pontilhadas em vermelho representam as vias dos ramos frontal e parietal da artéria temporal superficial. Os ramos dos nervos frontais estão sempre situados caudais ao ramo frontal da artéria temporal superficial.

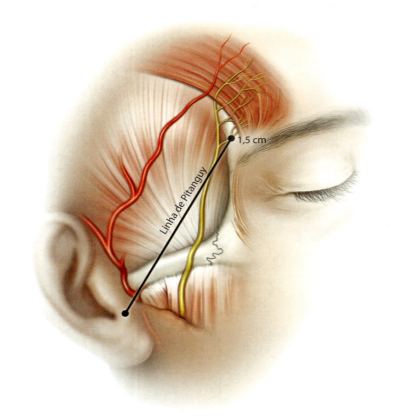

Fig. 4.2 A linha de Pintanguy é a linha de referência clássica para a trajetória geral do ramo frontal nas regiões temporais. Esse ponto de referência é uma linha a partir da base do trago a 1,5 cm acima da sobrancelha. Enquanto a linha de Pintanguy é uma referência útil, os ramos frontais podem estar situados em qualquer local entre o ramo frontal da artéria temporal superficial e a linha de Pitanguy (embora esses ramos tridimensionais estejam sempre situados entre as fáscias superficial e profunda).

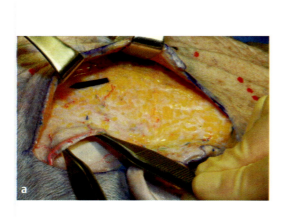

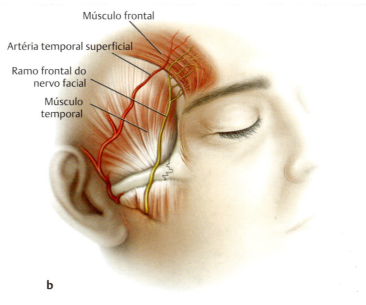

Fig. 4.3 (**a**) A artéria temporal superficial apresenta dois ramos principais, um ramo parietal mostrado nesta dissecção de cadáver e um ramo frontal, que está situado anteriormente e se posiciona envolvido no SMAS (*seta preta*). Os ramos do nervo motor estão sempre situados na parte anterior ao ramo frontal da artéria temporal superficial. Observar a espessura do SMAS da região temporal, que envolve esses ramos arteriais. Notar também a espessura das partes moles da região temporal entre o plano subcutâneo e a fáscia temporal profunda. São essas partes moles que não só envolvem os ramos arteriais, mas que também envolvem, mais profundamente, os ramos motores do nervo frontal.
(**b**) Ilustração do ramo do nervo frontal e sua relação com o ramo frontal da artéria temporal superficial.

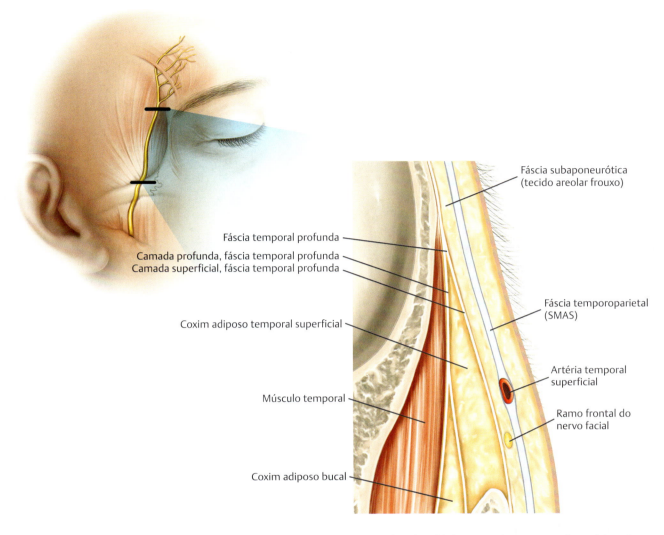

Fig. 4.4 Corte transversal da região temporal ilustrado na região entre a borda orbitária superior e o arco zigomático. A fáscia superficial (SMAS) envolve a artéria temporal superficial, enquanto na região profunda ao SMAS (no plano entre as fáscias superficial e profunda) está a camada areolar frouxa, denominada de fáscia subaponeurótica, que contém gordura sub-SMAS. Os ramos do nervo frontal estão situados no plano subaponeurótico envolvido na gordura sub-SMAS. A fáscia temporal profunda se divide em duas camadas caudais à borda orbitária superior para envolver o coxim de gordura temporal superficial. Nos procedimentos craniofaciais que exigem a exposição do arco zigomático, é preferível dissecar de forma profunda a camada superficial da fáscia temporal profunda, dentro do coxim de gordura temporal superficial, em vez de realizar o procedimento diretamente na parte superficial para a fáscia temporal profunda, considerando que, desse modo, será fornecida novamente maior proteção para uma lesão do ramo motor.

4.2 Zonas de Perigo e Anatomia Pertinente à Correlação Clínica (Vídeo 4.1)

- Após sair da parótida, o ramo frontal cobre diretamente o periósteo do arco zigomático.
- No sentido cefálico ao arco zigomático, o ramo frontal viaja no plano entre SMAS (fáscia temporoparietal) e a fáscia temporal profunda envolvido na gordura sub--SMAS.

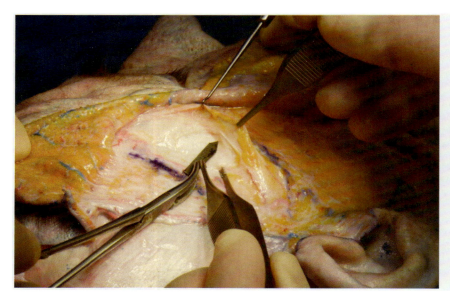

Fig. 4.5 Dissecção de cadáver demonstrando o ramo frontal dentro da região temporal (*seta*). Esse ramo se posiciona na camada areolar frouxa (denominada, também, de fáscia subaponeurótica) envolvida na gordura sub-SMAS. Esse plano é bem profundo ao SMAS e superficial à fáscia temporal profunda. A chave para a segurança na execução de cirurgias na região temporal é dissecar de forma superficial ou profunda ao plano do ramo frontal.

- O ramo frontal se torna mais superficial à medida que atravessa a região temporal e aborda o músculo frontal. Esse músculo mimético, semelhante à maioria dos músculos miméticos, é inervado ao longo de sua superfície profunda.
- À medida que o ramo frontal se posiciona de forma profunda ao SMAS, a dissecção acidental profunda ao SMAS na região temporal pode produzir uma lesão do ramo motor (▶ **Fig. 4.6** e ▶ **Fig. 4.7**).
- A via geral do ramo frontal está sobre uma linha a partir da base do trago para um ponto de referência em direção cefálica de 1,5 cm até a sobrancelha.
- Quando realizar uma dissecção estendida do SMAS, a manutenção do limite cefálico da dissecção caudal para a linha da via geral do ramo frontal é uma consideração de segurança importante (ver Capítulo 8).
- Conforme já foi enfatizado, à medida que o ramo frontal se posiciona no plano entre a parte superficial e fáscia na região temporal completa, a dissecção acidental profunda sob o SMAS pode produzir lesão do ramo motor. A dissecção subcutânea superficial ao SMAS é segura, e a transiluminação para definir o plano entre a gordura subcutânea e o SMAS é útil quando essa região for dissecada.
- Alternativamente, quando realizar uma dissecção na região temporal, conforme é necessário no *lifting* das sobrancelhas ou na exposição do esqueleto craniofacial e arco zigomático, a dissecção profunda do ramo frontal é a preferida.
- Para esses procedimentos, a dissecção ao longo da superfície superficial da fáscia temporal profunda é segura até que a borda orbitária superior seja localizada.
- Em sentido caudal para a borda orbitária superior é preferível incisar a camada superficial da fáscia temporal profunda e prosseguir a dissecção no compartimento de gordura temporal superficial em direção ao arco zigomático. A dissecção profunda para a fáscia temporal profunda nessa região proporciona outra camada de proteção contra o processo de lesionar os ramos motores situados mais superficialmente.
- Outra consideração de segurança é reconhecer a espessura da fáscia subaponeurótica (camada areolar frouxa), que está situada entre o SMAS e a fáscia temporal profunda.
    - Essa camada areolar frouxa assinala o plano do ramo frontal, e a gordura sub-SMAS visível nessa camada é a estrutura que envolve os ramos motores na região temporal.

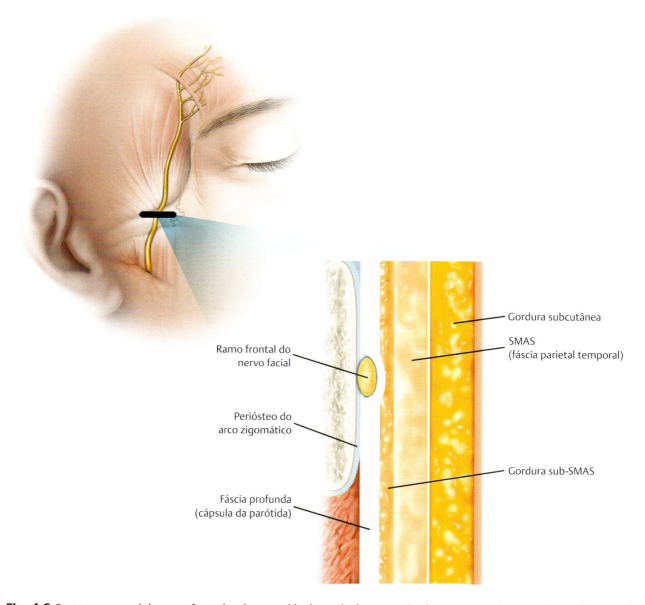

Fig. 4.6 Corte transversal do ramo frontal após sua saída da parótida, na região do arco zigomático. Após sair da parótida, o ramo frontal cobre diretamente o periósteo do arco zigomático. Em sentido cefálico para essa localização, o ramo frontal penetra a fáscia profunda e fica situado no plano entre o SMAS e a fáscia temporal profunda (entre as fáscias superficial e profunda) à medida que atravessa a região temporal.

- Quando realizar procedimentos do tipo *lifting* de sobrancelhas, dissecar apenas a parte superficial à fáscia temporal profunda, e manter a fáscia subaponeurótica fixada ao retalho da testa. À medida que a borda orbitária é abordada, a gordura sub-SMAS torna-se evidente; essa gordura (que assinala o plano do ramo frontal) deve ser reconhecida e a dissecção executada profundamente nessa camada (▶ **Fig. 4.7**).

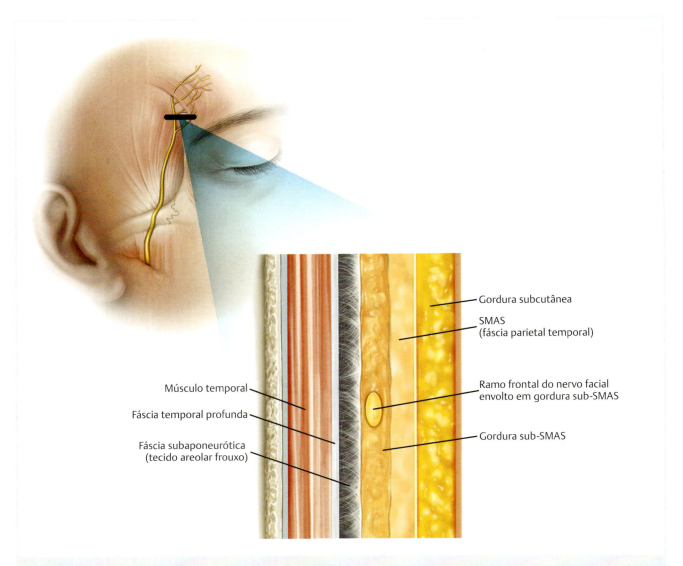

Fig. 4.7 Corte transversal do ramo frontal na região da borda orbitária superior, antes de inervar o músculo frontal. Nesse nível, o ramo frontal se posiciona profundo à SMAS (fáscia temporoparietal) envolto em gordura sub-SMAS e justaposto à fáscia subaponeurótica areolar frouxa. Quando dissecar dentro da região temporal em procedimentos como o *lifting* das sobrancelhas, é importante dissecar ao longo da superfície superficial da fáscia temporal profunda e deixar a camada areolar frouxa intacta no retalho do couro cabeludo para proteger o ramo frontal posicionado mais superficialmente.
PONTO-CHAVE: A CAMADA AREOLAR FROUXA DENTRO DA TÊMPORA É TAMBÉM O PLANO DO RAMO FRONTAL.

4.3 Pontos Técnicos

- Identificar claramente o plano de dissecção, e reconhecer sua relação ao plano do ramo frontal quando dissecar na região temporal.
- Quando realizar um retalho cervicofacial para ritidoplastia ou para procedimentos reconstrutivos, o plano preferido de dissecção na região temporal é o plano subcutâneo superficial ao SMAS.
- Quando realizar um procedimento para *lifting* das sobrancelhas ou em dissecções que exijam a exposição do esqueleto craniofacial e o arco zigomático, o plano seguro de dissecção na região temporal é o plano entre a fáscia temporal profunda e a fáscia subaponeurótica areolar frouxa.

- Em sentido caudal ao nível da borda orbitária superior, a fáscia temporal profunda se divide para envolver a camada superficial de gordura temporal. Quando dissecar na região temporal caudal à borda orbitária superior, o plano de dissecção preferido é incisar a camada superficial da fáscia temporal profunda e dissecar em direção ao arco zigomático profundamente até a camada superficial da fáscia temporal profunda, no coxim de gordura temporal superficial.

Leituras Sugeridas

Moss CJ, Mendelson BC, Taylor GI. Surgical anatomy of the ligamentous attachments in the temple and periorbital regions. Plast Reconstr Surg. 2000; 105(4):1475–1490, discussion 1491–1498

Pitanguy I, Ramos AS. The frontal branch of the facial nerve: the importance of its variations in face lifting. Plast Reconstr Surg. 1966; 38(4):352–356

Roostaeian J, Rohrich RJ, Stuzin JM. Anatomical considerations to prevent facial nerve injury. Plast Reconstr Surg. 2015; 135(5):1318–1327

Seckel B. Facial Nerve Danger Zones. 2nd ed. Boca Raton, Fl.: CRC Press; 2010

Stuzin JM, Wagstrom L, Kawamoto HK, Wolfe SA. Anatomy of the frontal branch of the facial nerve: the significance of the temporal fat pad. Plast Reconstr Surg. 1989; 83(2):265–271

Tzafetta K, Terzis JK. Essays on the facial nerve: Part I. Microanatomy. Plast Reconstr Surg. 2010; 125(3):879–889

Trussler AP, Stephan P, Hatef D, et al. The Frontal Branch of the Facial Nerve across the Zygomatic arch: anatomical relevance of the high-SMAS

5 Ramos Zigomáticos e Bucais

James M. Stuzin

Resumo

Os ramos zigomáticos e bucais estão posicionados profundos à fáscia profunda, após saírem da parótida. Enquanto protegido nesse local, um ramo para o músculo zigomático maior penetra a fáscia profunda para se posicionar no plano sub-SMAS, lateralmente à eminência zigomática, representando uma Zona de Perigo para a dissecção profunda acidental. Os ramos bucais tendem a ficar posicionados mais superficialmente à medida que atravessam a parte anterior da bochecha sobrejacente ao coxim adiposo bucal, e a dissecção profunda à fáscia profunda nessa região pode resultar em lesão do ramo motor.

Palavras-chave: anatomia dos ramos zigomático e bucal, lesão dos ramos zigomático e bucal.

> **Pontos-Chave**
>
> - Os ramos zigomático e bucal do nervo facial se posicionam profundos à fáscia facial profunda após saírem da parótida. É comum a existência de múltiplas variações em termos de padrões de ramificação e numerosas interconexões entre esses ramos motores em especial.
> - Os ramos zigomáticos e os ramos bucais são responsáveis pela inervação dos músculos levantadores dos lábios. Os ramos zigomáticos inervam, também, os músculos orbiculares dos olhos, bem como fornecem a inervação para a musculatura da glabela.
> - Após saírem da parótida, ambos os ramos zigomáticos e bucais ficam situados profundos à fáscia profunda sobrejacente ao músculo masseter e penetram a fáscia profunda na parte anterior quando atingem os músculos miméticos que eles inervam. Conforme observado anteriormente, a maioria dos músculos miméticos é inervada ao longo de suas superfícies profundas (▶ **Fig. 5.1** e ▶ **Fig. 5.2**).
> - O ramo motor zigomático para o músculo zigomático maior é uma exceção em termos do plano que ele atravessa na bochecha. Esse ramo penetra, especificamente, a fáscia profunda na parte lateral à eminência zigomática e apenas lateralmente ao músculo zigomático maior situado no plano entre a fáscia superficial e profunda. Por essa razão, a região inferior e lateral à eminência zigomática representa uma zona de perigo, e a dissecção profunda para o SMAS nesse local pode produzir lesão acidental do ramo motor, resultando em fraqueza do lábio superior (▶ **Fig. 5.3** e ▶ **Fig. 5.4a,b**).
> - Anatomicamente, lateral à eminência zigomática, encontra-se uma região de alta densidade correspondente aos ligamentos retentores localizados pela junção de ambos os ligamentos zigomáticos e mesentéricos superiores. A dissecção subcutânea nessa região é tipicamente fibrosa à medida que essas fibras ligamentares são encontradas.
> - Na dissecção subcutânea, a região lateral da eminência zigomática representa uma zona de transição entre os compartimentos de gordura nas regiões medial e malar. Essa região não é apenas fibrosa, mas também vascular, considerando que são encontradas as perfurantes da artéria facial transversa. Em alguns pacientes esse processo pode resultar em dificuldades no que se refere à identificação precisa do plano subcutâneo. A CHAVE PARA A SEGURANÇA É A IDENTIFICAÇÃO PRECISA DO PLANO: A DISSECÇÃO NESSE LOCAL DEVE SER REALIZADA DE FORMA SUPERFICIAL AO SMAS PARA EVITAR LESÃO DO RAMO MOTOR (▶ **Fig. 5.5**).

- Os ramos bucais do nervo facial estão sempre situados profundos à fáscia profunda, embora se tornem mais superficiais à medida que percorrem a região anterior. Um ramo bucal/músculo zigomático maior normalmente está paralelo ao ducto parotídeo, embora esse ramo seja profundo e raramente lesionado. Os ramos bucais posicionados mais superficialmente, observados nas partes anterior e inferior da bochecha sobrejacentes ao coxim adiposo, podem ser lesionados se a dissecção for realizada de forma profunda ao SMAS e à fáscia profunda. Pacientes magros com pouca gordura subcutânea e sub-SMAS ou pacientes em reoperações apresentam maior risco para a dissecção profunda acidental e lesão do ramo bucal (▶ **Fig. 5.2**).

5.1 Considerações de Segurança

- O uso de transiluminação ao dissecar o retalho subcutâneo ajuda na identificação precisa do plano adequado de dissecção.
- A dissecção subcutânea deve ser realizada de forma superficial ao SMAS. A anatomia subcutânea pode tornar-se obscura e difícil para identificar visualmente quando encontrar ligamentos retentores ao longo da eminência zigomática lateral e ao longo da borda anterior do músculo masseter, quando transitar nos compartimentos de gordura facial.
- A região onde os ligamentos estão com densidade mais elevada é ao longo da eminência zigomática lateral, onde estão situados os ligamentos zigomáticos e mesentéricos superiores. Como o ramo zigomático é superficial nesse local, a identificação precisa do plano e a dissecção superficial evitarão lesão do ramo motor.
- A lesão do ramo bucal apresenta maior probabilidade ao encontrar ligamentos ao longo do limite anterior do músculo masseter. A identificação precisa do plano ao encontrar esses ligamentos e garantir que a dissecção permaneça superficial ao SMAS evitará lesão do ramo motor.

5.2 Zonas de Perigo e Anatomia Pertinente à Correlação Clínica (Vídeo 5.1)

- A partir de uma perspectiva anatômica, pode ser difícil diferenciar os ramos zigomáticos dos bucais.
- Esses ramos neurais participam da elevação do lábio superior e do sorriso.

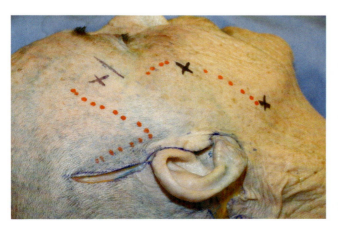

Fig. 5.1 Após sair da parótida, o ramo zigomático cobre o músculo masseter e se posiciona profundo à fáscia profunda na parte média da bochecha. Esse ramo neural tende a tornar-se mais superficial à medida que percorre o músculo zigomático maior e penetra especificamente a fáscia profunda bem lateral ao zigoma.

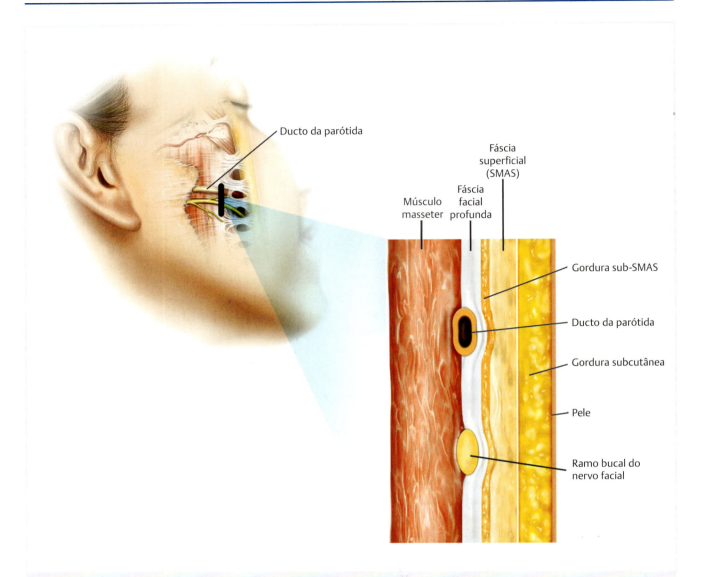

Fig. 5.2 Após saírem da parótida, os ramos bucais cobrem o músculo masseter e posicionam-se profundos à fáscia profunda. Considerando que os músculos miméticos inervados pelos ramos bucais estão situados medialmente, esses ramos bucais permanecem profundos à fáscia profunda à medida que atravessam, superficialmente, o coxim adiposo bucal e, então, penetram a fáscia profunda ao alcançar os músculos inervados. Um ramo bucal/músculo zigomático maior apresenta-se paralelo ao ducto parotídeo para a fáscia profunda na parte média da bochecha.

- Os ramos superiores são denominados de ramos zigomáticos, e os ramos inferiores são denominados de ramos bucais.
- Após saírem da parótida, esses ramos nervosos cobrem o músculo masseter e se situam profundos à fáscia facial profunda (▶ **Fig. 5.1** e ▶ **Fig. 5.2**).
- O ramo zigomático para o músculo zigomático maior penetra, especificamente, a fáscia profunda na parte lateral para a eminência zigomática e está situado no plano entre as fáscias superficial e profunda.
- A região lateral à eminência zigomática é fibrosa e vascular, tornando difícil a identificação do plano em alguns pacientes em um local onde os ramos motores estão posicionados superficialmente (▶ **Fig. 5.3**, ▶ **Fig. 5.4**, ▶ **Fig. 5.5**).
- Os ramos bucais se posicionam de forma mais caudal para os ramos zigomáticos, e um ramo bucal principal se apresenta paralelo ao ducto parotídeo.

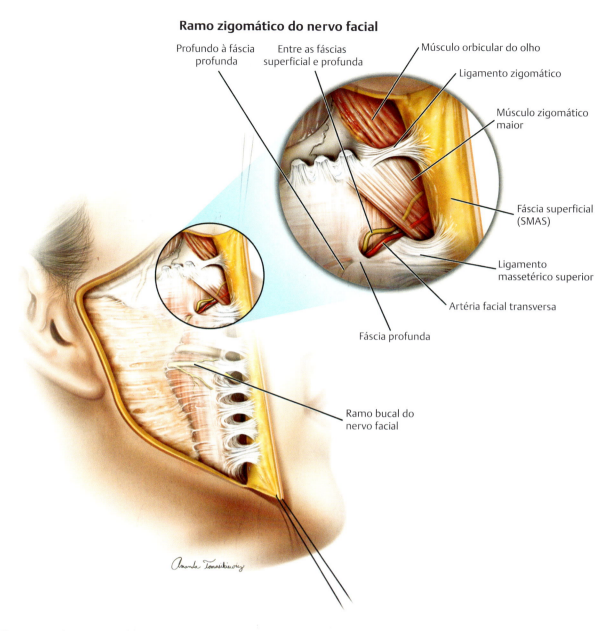

Fig. 5.3 A região diretamente lateral à eminência zigomática (médio X) é uma zona de perigo para lesão potencial ao ramo zigomático, que inerva o músculo zigomático maior. Normalmente o ramo zigomático está posicionado superficialmente nesse local, no plano entre as fáscias superficial e profunda. Esse local revela, também, alta densidade ligamentar, considerando que os ligamentos zigomáticos e massetéricos superiores se fundem nessa região.

- Os ramos bucais inferiores tornam-se mais superficiais à medida que atravessam a bochecha. Ao longo da borda anterior do músculo masseter, os ligamentos massetéricos ligam a pele e as fáscias superficial e profunda ao músculo masseter.
- Os ligamentos massetéricos da parte média da bochecha (ligamentos massetéricos mediais) são tipicamente finos, com fibras delgadas, de modo que a identificação do plano geralmente é direta. Entretanto, a dissecção profunda acidental nessa região, que representa a transição entre os compartimentos médio, malar e maxilar, pode resultar em lesão do ramo bucal (▶ **Fig. 5.6**).

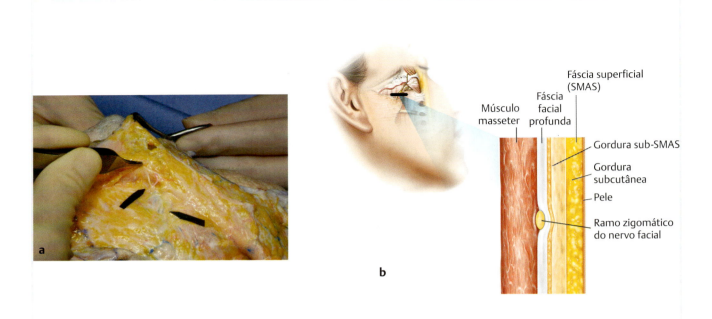

Fig. 5.4 (a) Esta fotografia de cadáver ilustra a posição superficial do ramo zigomático na região lateral à eminência zigomática. Nessa fotografia, o SMAS se apresenta refletido para delinear o plano sub-SMAS. A pinça retrai o músculo zigomático maior. O ramo zigomático nesse local está situado no plano entre as fáscias superficial e profunda, cruzando a artéria facial transversa para inervar o músculo zigomático maior ao longo da sua superfície profunda (*seta superior*). A seta inferior aponta para o ducto parotídeo e o principal ramo bucal que se apresenta paralelo ao ducto parotídeo. Essas estruturas estão situadas em profundidade à fáscia profunda na parte média da bochecha. (b) A ilustração artística da fotografia acima demonstra o plano sub-SMAS na parte lateral à eminência zigomática. Observe que o ramo zigomático se posiciona diretamente ao sub-SMAS (no plano entre a fáscia superficial e profunda) nesse local, enquanto o ducto parotídeo e os ramos bucais estão situados mais profundamente à fáscia profunda.

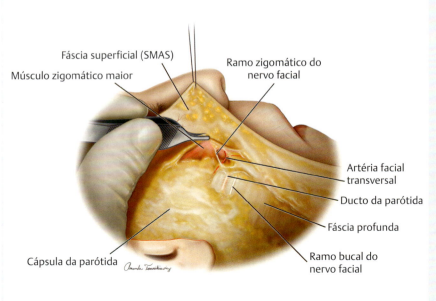

Fig. 5.5 Ilustração demonstrando a penetração da fáscia profunda pelo ramo zigomático na parte lateral à eminência malar. Observe que esse ramo posicionado superficialmente está justaposto à artéria facial transversa, bem como às fibras dos ligamentos zigomático e massetérico superior. A combinação de um ramo motor posicionado superficialmente em uma região que é vascular e fibrosa determina identificação precisa do plano à medida que essa zona de perigo é dissecada.

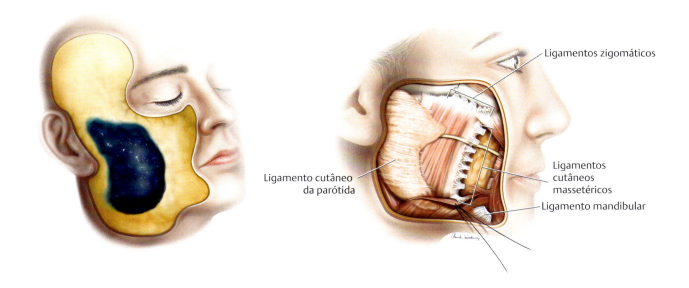

Fig. 5.6 (**a,b**) Os ligamentos massetéricos separam o compartimento médio de gordura dos compartimentos malar e maxilar. Ao transitar pelos compartimentos, a partir das partes lateral à medial da bochecha, serão encontrados os ligamentos e as perfurantes vasculares. Nesse local, os ramos bucais permanecem situados profundamente à fáscia profunda. Entretanto, em pacientes magros com pouca gordura subcutânea ou sub-SMAS ou nas situações reoperatórias, a identificação precisa do plano pode tornar-se difícil, levando à dissecção profunda acidental e à lesão do ramo bucal. RECONHECER QUANDO A DISSECÇÃO TRANSITAR OS COMPARTIMENTOS E GARANTIR QUE A DISSECÇÃO PERMANEÇA SUPERFICIAL AO SMAS.

5.3 Pontos Técnicos

- Identificar claramente o plano correto de dissecção e sua relação ao plano do nervo facial. No enfraquecimento subcutâneo, o plano correto de dissecção é superficial ao SMAS. Na dissecção sub-SMAS, o plano correto de dissecção é superficial à fáscia profunda.
- Reconhecer quando a dissecção estiver adjacente às Zonas de Perigo.
- A Zona de Perigo para o ramo zigomático está na região da eminência zigomática lateral. A dissecção nessa região será fibrosa e vascular, considerando-se que são encontrados os ligamentos zigomáticos e mesentéricos bem como as perfurantes da artéria facial transversa. Se a dissecção se tornar obscura, será mais seguro dissecar nas áreas conhecidas de anatomia, em sentido tanto cefálico quanto caudal a essa região, para garantir que a dissecção seja realizada de forma superficial ao SMAS na medida em que essa Zona de Perigo seja abordada.
- Quando dissecar na parte média da bochecha ao longo da borda anterior do músculo masseter, as fibras dos ligamentos massetéricos mediais serão encontradas ao longo da transição entre os compartimentos de gordura médio, malar e maxilar. Essa aderência ligamentar pode, de forma semelhante, tornar difícil a identificação do plano adequado de dissecção. Realizar a dissecção superficial ao SMAS evitará a lesão acidental do ramo motor.

- Ao realizar uma dissecção estendida do SMAS, a fáscia superficial (SMAS) é dissecada a partir da parótida, do lobo acessório da parótida e do plano superior do músculo zigomático maior.
  - A chave para a segurança na dissecção sub-SMAS é identificar a cápsula da parótida e a fáscia profunda e não dissecar de forma profunda a essa camada fascial.
  - Em termos de segurança consideramos útil dissecar apenas ao longo da superfície profunda do SMAS, e deixar intacta a gordura sub-SMAS subjacente e sobrejacente à fáscia profunda. Deixar a gordura sub-SMAS intacta serve como uma camada de proteção entre a dissecção SMAS e os ramos do nervo facial subjacente (ver Capítulo 8).

Leituras Sugeridas

Alghoul M, Bitik O, McBride J, Zins JE. Relationship of the zygomatic facial nerve to the retaining ligaments of the face: the Sub-SMAS danger zone. Plast Reconstr Surg. 2013; 131(2):245e–252e

Baker DC, Conley J. Avoiding facial nerve injuries in rhytidectomy. Anatomical variations and pitfalls. Plast Reconstr Surg. 1979; 64(6):781–795

Mendelson BC, Muzaffar AR, Adams WP, Jr. Surgical anatomy of the midcheek and malar mounds. Plast Reconstr Surg. 2002; 110(3):885–896, discussion 897–911

Mendelson BC, Jacobson SR. Surgical anatomy of the midcheek: facial layers, spaces, and the midcheek segments. Clin Plast Surg. 2008; 35(3):395–404, discussion 393

Roostaeian J, Rohrich RJ, Stuzin JM. Anatomical considerations to prevent facial nerve injury. Plast Reconstr Surg. 2015; 135(5):1318–1327

Seckel B. Facial Nerve Danger Zones. 2nd ed. Boca Raton, FL: CRC Press; 2010

Skoog T. Plastic Surgery- New Methods and Refinements. Philadelphia: WB Saunders; 1974

Stuzin JM, Baker TJ, Gordon HL. The relationship of the superficial and deep facial fascias: relevance to rhytidectomy and aging. Plast Reconstr Surg. 1992; 89(3):441–449, discussion 450–451

Tzafetta K, Terzis JK. Essays on the facial nerve: Part I. Microanatomy. Plast Reconstr Surg. 2010;125(3):879–889

6 Protegendo os Ramos Marginal e Cervical do Nervo Facial

James M. Stuzin

Resumo

Os ramos marginal e cervical do nervo facial atuam na coordenação do movimento do lábio inferior e a função do músculo depressor do lábio inferior. O ramo marginal inerva os músculos depressor do ângulo da boca, inferior, mentual e orbicular da boca, enquanto o ramo cervical inerva o platisma. Há muitas interligações entre os ramos nervosos, coordenando a animação. Embora o ramo marginal esteja posicionado profundamente à fáscia profunda, o ramo cervical está posicionado mais superficialmente no plano sub--SMAS, de modo que a dissecção profunda ao platisma pode resultar em lesão ao ramo motor. A Zona de Perigo para lesão do ramo cervical está localizada na transição entre os compartimentos de gordura médio e da papada (*jowls*), adjacente aos ligamentos massetéricos caudais separando esses compartimentos.

Palavras-chave: zonas de perigo, lesão aos ramos marginal e cervical do nervo facial.

> **Pontos-Chave**
> - Os dois padrões de ramificação bidimensional dos ramos marginal e cervical do nervo facial são variáveis, o que dificulta a determinação da exata localização do nervo quando se disseca no interior da bochecha e pescoço.
> - Em base tridimensional, a posição e a profundidade dos ramos marginal e cervical são constantes e previsíveis.
> - O conhecimento da anatomia tridimensional em termos de planos de dissecção, assim como das Zonas de Perigo onde esses ramos nervosos são vulneráveis à lesão, proporciona proteção contra a lesão iatrogênica quando se realiza o rejuvenescimento cirúrgico da face envelhecida.
> - É maior o risco de lesão ao ramo cervical ao longo da margem mandibular, adjacente à extensão caudal dos ligamentos massetéricos, na região do ângulo da mandíbula.
> - Quando se disseca a partir da bochecha, na direção da região cervical, certifique-se que a dissecção seja subcutânea e permaneça acima do platisma.

6.1 Considerações de Segurança

- Tanto o ramo marginal quanto o cervical situam-se profundos à fáscia superficial (SMAS) e ao platisma.
- A dissecção subcutânea superficial ao SMAS e platisma é segura. A identificação precisa do SMAS e do platisma define o plano subcutâneo.
- O ramo cervical é mais superficial que o marginal e, portanto, é lesionado com mais frequência.
- O ramo cervical está em maior risco quando inerva o platisma ao longo do ângulo mandibular, adjacente aos ligamentos massetéricos caudais.
- Como os ligamentos massetéricos caudais se estendem do masseter pelo platisma para a pele sobrejacente, encontrar essas fibras quando se disseca a partir da bochecha, na direção da região cervical, pode obscurecer a adequada identificação do plano. Como o ramo cervical está superficialmente posicionado nessa

localização, a dissecção profunda inadvertida ao platisma pode resultar em lesão ao ramo motor.
- Os ramos cervicais também podem ser lesionados na dissecção sub-SMAS no local onde o nervo penetra a fáscia anterior profunda à cauda da parótida. A dissecção romba nessa região durante a elevação do SMAS auxilia na prevenção da lesão nervosa.
- Os ramos cervicais intramusculares, dentro do platisma, podem ser lesionados durante remoção de gordura do pescoço por dissecção inadvertida no músculo platisma. Estes tipos de lesões geralmente são transitórias e se curam rapidamente. A recuperação de uma lesão a um ramo cervical maior geralmente requer de 4 a 8 semanas.
- O ramo marginal está situado profundamente à fáscia profunda, dentro da bochecha, e raramente é lesionado.

6.2 Anatomia Pertinente (Vídeo 6.1)
- Os ramos marginal e cervical do nervo facial são interligados tanto em relação anatômica como funcional, trabalham juntos na animação do lábio inferior. Ligações nervosas cruzadas entre os ramos cervical e marginal são notadas, frequentemente, na dissecção cadavérica, comprovando como esses dois ramos nervosos se comunicam para coordenar a função do lábio inferior (▶ **Fig. 6.1**).

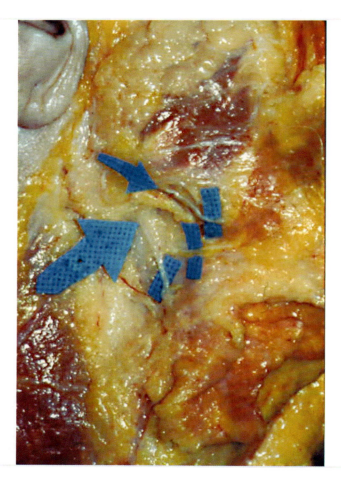

Fig. 6.1 Esta fotografia de cadáver ilustra as interligações entre os ramos marginal e cervical. A seta grande aponta para o ramo cervical, enquanto a seta menor marca o ramo marginal situado mais profundamente. Nota-se, geralmente, uma interligação entre esses ramos quando esses nervos transmitem a função durante estímulo.

- Em geral, o ramo cervical é a inervação predominante no platisma, enquanto o ramo marginal fornece a inervação predominante dos músculos depressor do ângulo da boca, abaixador inferior, mentual e orbicular da boca.
- A chave para a segurança ao realizar a dissecção subcutânea e do sub-SMAS/platisma na parte interna da bochecha e pescoço é conhecer, de maneira acurada, a profundidade desses ramos nervosos, à medida que atravessam a bochecha e o pescoço.
- PROFUNDIDADE DO RAMO MARGINAL: após sair anteriormente à cauda da parótida, o ramo marginal situa-se profundamente à fáscia profunda envolvida na gordura do sub-SMAS. Mesmo em cadáveres frescos, a presença de gordura do sub-SMAS, sobrejacente ao ramo marginal exatamente anterior à cauda da parótida, é visível e serve como um ponto de referência valioso para a localização do nervo.
- O ramo marginal, em seu curso em direção ao lábio inferior, situa-se profundamente à fáscia profunda e está fortemente ligado ao masseter e à mandíbula pela fáscia profunda, à medida que atravessa superficialmente a artéria e veia faciais (▶ **Fig. 6.2**).
- Ao seguir um curso em direção periférica ao lábio inferior, o ramo marginal situa-se profundamente à fáscia profunda até alcançar os músculos depressor do lábio inferior. Nessa localização (começando como Depressores do Ângulo da Boca), o ramo marginal penetra a fáscia profunda e inerva os abaixadores do lábio inferior ao longo de sua superfície profunda. Alguns ramos correm profundamente na direção do mentual, que, ao contrário da maioria dos músculos miméticos, é inervado ao longo de sua face superficial (▶ **Fig. 6.3**).
- PROFUNDIDADE DO RAMO CERVICAL: há uma significativa tendência à variabilidade em número e localização dos ramos cervicais. Após sair anteriormente à cauda da parótida, o ramo cervical penetra a fáscia profunda e segue dentro do plano do sub-SMAS, situado entre a superfície profunda do platisma e a fáscia facial profunda subjacente.
- Mesmo seguindo adjacente ao ramo marginal, como o nervo cervical atravessa a parte interna do plano do sub-SMAS, esse ramo situa-se superficialmente ao nervo marginal e, portanto, estará em maior risco de lesão iatrogênica em caso de realização inadvertida de dissecção profunda ao platisma. Esse fato anatômico é responsável pela frequência da lesão ao ramo cervical, em comparação com a raridade da lesão ao ramo marginal (▶ **Fig. 6.4a,b** e ▶ **Fig. 6.5**).

6.3 Zonas de Perigo e Correlações Clínicas

6.3.1 Ramo Cervical

- Em termos topográficos, a margem caudal do masseter marca uma Zona de Perigo de lesão inadvertida ao ramo cervical. A razão anatômica para isso é que os ligamentos massetéricos caudais tendem a ser substanciais e, deste modo, ligam-se fortemente a pele e o platisma à fáscia profunda subjacente e ao masseter nessa região, adjacente à linha e à margem mandibulares (▶ **Fig. 6.6**).
- O ramo cervical está em maior risco de lesão em pacientes magros com escassez de gordura subcutânea.
  - A Zona de Perigo para lesão nervosa, que é definida pelos ligamentos massetéricos caudais, é encontrada quando se dissecar a bochecha inferiormente na direção do pescoço ao longo da margem mandibular. Em razão da densidade dos ligamentos, nessa localização, pode ser difícil identificar o plano adequado de dissecção.

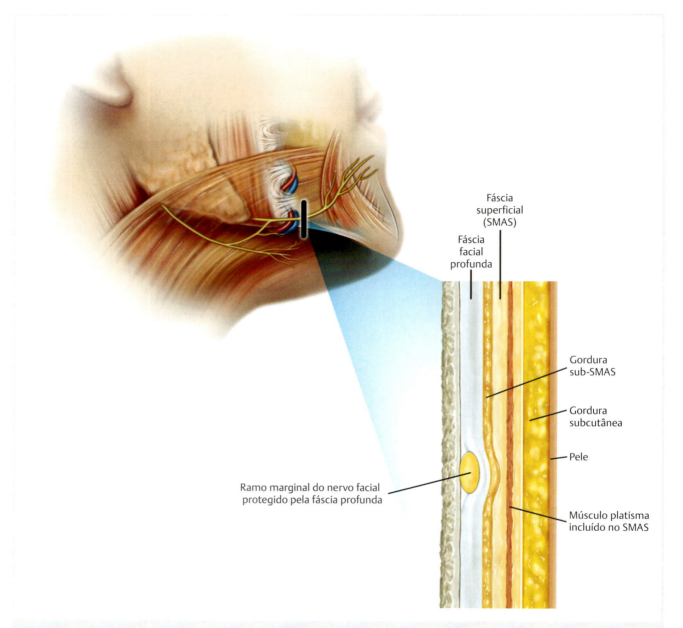

Fig. 6.2 O ramo marginal é ilustrado em corte transversal realizado exatamente anterior a artéria e veia faciais ao longo da margem mandibular. Nesta localização, ele está situado profundamente à fáscia profunda. Ele permanece em sua posição profunda relativamente protegida até alcançar os músculos depressor do ângulo da boca e abaixador inferior, que são inervados ao longo de suas superfícies profundas.

- É possível sentir essa região de "Zona de Perigo" em sua própria linha mandibular. Cerre os dentes e coloque o dedo indicador ao longo da face da margem anterior caudal do masseter. Pegue a pele ao longo da borda anterior, e ao apreender a pele inferiormente, ao longo da linha mandibular e mandíbula, note como a pele é fixada e é muito menos móvel do que na porção mais superior da bochecha. Essa aderência demonstra as fibras mais caudais dos ligamentos massetéricos, podendo dificultar a dissecção subcutânea entre a pele e o platisma.

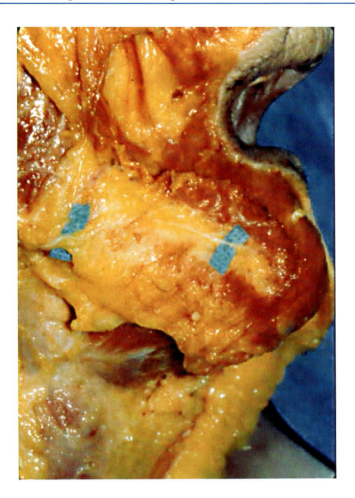

Fig. 6.3 Esta fotografia de cadáver rastreia o ramo marginal profundo ao depressor do ângulo da boca e abaixador inferior. Como demonstrado, esses músculos são inervados ao longo de suas superfícies profundas.

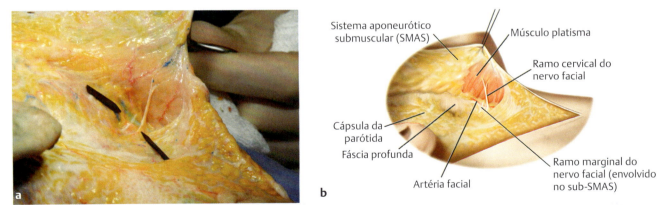

Fig. 6.4 (a) Dissecção de cadáver demonstrando o ramo cervical (situado no plano entre as fáscias superficial e profunda) e sua relação com o ramo marginal e a artéria e veia faciais, situadas profundamente à fáscia profunda ao longo do ângulo da mandíbula (*seta superior*). A seta inferior aponta para o local onde o ramo cervical inerva o platisma (*fórceps*). A dissecção profunda no platisma nessa localização pode resultar em lesão ao ramo motor. **(b)** Ilustração artística demonstrando a posição superficial do ramo cervical, situada entre as fáscias superficial e profunda ao longo do ângulo da mandíbula. O ramo marginal, a artéria e veia faciais situam-se profundas à fáscia profunda nesta localização.

- O ramo cervical geralmente entra na superfície profunda do platisma neste ponto, em muitos pacientes, de modo que se a dissecção for realizada através do platisma nessa "zona", é provável ocorrer uma lesão ao ramo cervical.

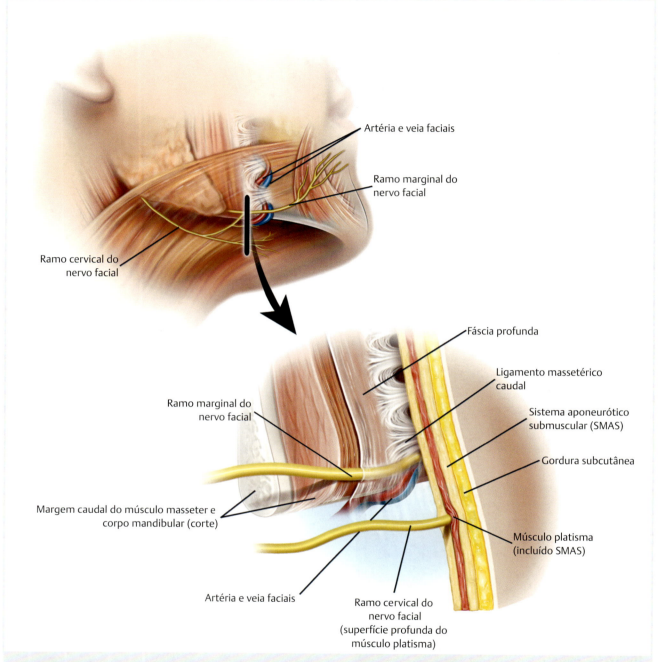

Fig. 6.5 Corte transversal ilustrando as profundidades relativas dos ramos marginal e cervical ao longo do ângulo da mandíbula. Note a proximidade dos ligamentos massetéricos caudais, que ligam a pele ao masseter caudal nesta localização. O ramo marginal situado profundamente está relativamente protegido nesta localização, enquanto o ramo

- Felizmente, o ramo marginal é ligado à mandíbula e ao músculo masseter pela fáscia profunda nessa localização e, desse modo, é protegido.
- Em termos de recuperação do nervo, o nervo marginal é predominante para a função do abaixador do lábio inferior, de modo que geralmente se nota total recuperação em 4 a 8 semanas após lesão ao ramo cervical.

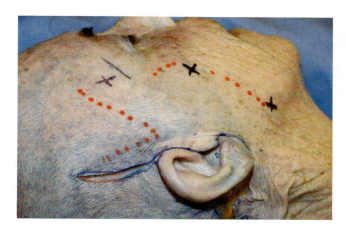
cervical posicionado superficialmente está em maior risco de dissecção profunda inadvertida.

- O ramo cervical também pode ser lesionado quando se realiza a elevação do retalho de SMAS ou procedimentos de janela do platisma. A chave para a segurança é uma dissecção cuidadosa do SMAS sobrejacente à SCM parótida e anterior. Quando o retalho de SMAS é elevado anteriormente, é essencial a acurada identificação dos ramos do nervo cervical, seguida de dissecção romba no plano areolar anterior à parótida e ao SCM para evitar a lesão ao ramo.

6.3.2 Ramo Marginal

- O ramo marginal raramente é lesionado tanto na dissecção subcutânea como na dissecção sub-SMAS por conta de sua localização profunda. Nas dissecções subcutâneas ou sub-SMAS, desde que o plano da fáscia profunda não seja violado, a lesão ao ramo marginal será prevenida.
- Em termos de segurança nas técnicas de dissecção sub-SMAS /janela do platisma, após liberação do SMAS dos ligamentos retentores, ao longo da cauda da parótida e margem anterior do SCM, um plano areolar é encontrado anteriormente entre as fáscias superficial e profunda.
- Quando a dissecção é realizada anterior à cauda da parótida, a gordura sub-SMAS, situada profundamente à fáscia profunda e marcando a localização do ramo marginal, é facilmente identificada.
- Na maioria dos pacientes, o ramo marginal não é aparente na dissecção sub-SMAS, pois permanece coberto por essa gordura sub-SMAS. Como se observou anteriormente, a chave para a prevenção da lesão ao nervo é NÃO violar a fáscia profunda durante descolamento cirúrgico.
- Após a identificação da camada areolar solta, anterior à parótida e SCM, a dissecção romba delicada entre as fáscias superficial e profunda protege tanto o ramo cervical como o marginal, permitindo, ao mesmo tempo, a liberação adequada do retalho de SMAS/platisma.

6.4 Sumário

Assim como em outros ramos do nervo facial, a chave para evitar a lesão ao ramo motor é a acurada identificação do plano de dissecção e a compreensão de sua relação com o plano do nervo facial. O ramo cervical é ramo lesionado com mais frequência nos procedimentos de ritidoplastia (*lifting*) facial, resultante do fato anatômico de que, após sair da parótida, os ramos cervicais situam-se no plano entre as fáscias superficial e profunda, exatamente profunda ao platisma. A dissecção inadvertida profundamente ao platisma deve ser evitada durante dissecção subcutânea. Após a entrada desses ramos na superfície profunda do platisma, eles seguem intramuscularmente, de modo que a dissecção dentro do músculo em direção anterior (especialmente ao longo da região da margem mandibular) também pode provocar fraqueza temporária no lábio inferior. Isto ocorre com mais frequência durante dissecção cervical submentual e remoção de gordura. Felizmente, o ramo marginal é predominante, e essa paresia é temporária. Ao retirar gordura do pescoço, a chave para a segurança é reconhecer a face superficial do platisma e deixar intacta a fáscia sobrejacente a este músculo.

Leituras Sugeridas

Baker DC, Conley J. Avoiding facial nerve injuries in rhytidectomy. Anatomical variations and pitfalls. Plast Reconstr Surg. 1979; 64(6):781-795

Dingman RO, Grabb WC. Surgical anatomy of the mandibular ramus of the facial nerve based on the dissection of 100 facial halves. Plast Reconstr Surg Transplant Bull. 1962; 29:266-272

Freilinger G, Gruber H, Happak W, Pechmann U. Surgical anatomy of the mimic muscle system and the facial nerve: importance for reconstructive and aesthetic surgery. Plast Reconstr Surg. 1987; 80(5):686-690

Roostaeian J, Rohrich RJ, Stuzin JM. Anatomical considerations to prevent facial nerve injury. Plast Reconstr Surg. 2015; 135(5):1318-1327

Seckel B. Facial Nerve Danger Zones. 2nd ed. Boca Raton, FL: CRC Press; 2010

Stuzin JM, Baker TJ, Gordon HL. The relationship of the superficial and deep facial fascias: relevance to rhytidectomy and aging. Plast Reconstr Surg. 1992; 89(3):441-449, discussion 450-451

Tzafetta K, Terzis JK. Essays on the facial nerve: Part I. Microanatomy. Plast Reconstr Surg. 2010;125(3):879-889

7 Nervo Auricular Magno

James M. Stuzin

Resumo

O nervo auricular magno é um ramo sensitivo que inerva o lóbulo da orelha e a bochecha lateral. Talvez seja o nervo lesionado com mais frequência quando se realiza uma ritidoplastia (*lifting*) facial. A chave para evitar a lesão inadvertida é o conhecimento tridimensional da relação desse nervo com a fáscia cervical superficial e o músculo esternocleidomastóideo (SCM), quando ele atravessa a porção lateral do pescoço. Este capítulo discute a anatomia do nervo auricular magno e ressalta os métodos para evitar a lesão inadvertida.

Palavras-chave: zona de perigo do nervo auricular magno, lesão ao nervo auricular magno.

> **Pontos-Chave**
>
> - O nervo auricular magno é um ramo sensitivo derivado do plexo cervical e recebe sua inervação de C2 e C3. O nervo auricular magno fornece sensação para a pele da região pré-parotídea, porção inferior da orelha e lóbulo da orelha.
> - A lesão ao nervo auricular magno resulta em dormência dessas regiões e, em alguns casos, em formação de neuroma, resultando em disestesia dolorosa.
> - O nervo auricular magno está sempre situado lateral à veia jugular externa, um ponto de referência útil, uma vez que esta veia, em geral, é externamente visível (▶ **Fig. 7.1**).
> - A localização clássica para a identificação do nervo é descrita como ponto de McKinney, localizado ao longo da porção média do músculo esternocleidomastóideo a 6,5 cm inferiormente ao canal auditivo externo (▶ **Fig. 7.2**).
> - Em termos de profundidade, o nervo auricular magno situa-se profundamente à fáscia cervical sobrejacente ao SCM e ao platisma lateral. A fáscia cervical sobrejacente ao SCM está em continuidade com o SMAS da bochecha (▶ **Fig. 7.3**).
> - A dissecção subcutânea superficial à fáscia cervical sobrejacente ao SCM prevenirá a lesão inadvertida ao nervo auricular magno.

7.1 Considerações de Segurança

- Durante dissecção na região pós-auricular, identifique a fáscia sobrejacente ao músculo esternocleidomastóideo e não disseque profundamente a essa camada fascial.
- Se as fibras do músculo esternocleidomastóideo forem expostas durante a dissecção, reconheça que o plano de dissecção está inadvertidamente profundo.
- O nervo auricular magno é o maior risco durante dissecção pós-auricular, quando o descolamento é realizado ao longo da margem posterior do SCM. Nesta região, a pele cervical geralmente é aderente ao SCM, e em muitos pacientes, a gordura subcutânea é esparsa nesta localização, tornando difícil a identificação do plano.
- Existem diferenças significativas em padrões de ramificação do nervo auricular magno de um paciente a outro. Tipicamente, há um ramo posterior e um anterior, assim como um ramo para o lóbulo da orelha. Esses ramos se tornam mais superficiais quando entram no lóbulo da orelha e geralmente são visíveis nesta localização.

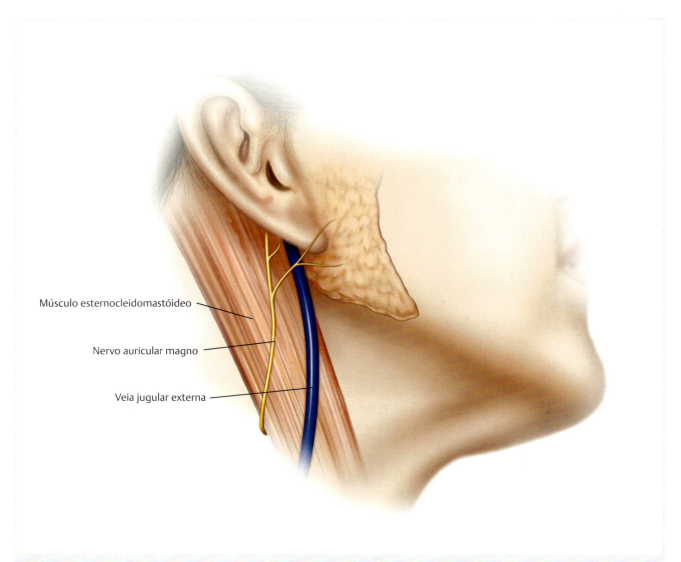

Fig. 7.1 O nervo auricular magno é um ramo do plexo cervical que fornece inervação sensitiva do lóbulo da orelha e bochecha lateral. Este nervo consiste tipicamente em um ramo anterior e um posterior, assim como em um ramo para o lóbulo da orelha. O nervo auricular magno situa-se lateral à veia jugular externa.

- Embora o ponto de McKinney seja um ponto de referência útil para identificar o trajeto do nervo auricular magno, notamos a variabilidade entre paciente em termos da relação deste nervo até a porção média do SCM. Em alguns pacientes, em especial nos pacientes com pescoço verticalmente longo, o nervo auricular magno cruzará a porção média do SCM inferiormente no pescoço e, então, passa a situar-se ao longo da margem anterior do músculo esternocleidomastóideo. Nesta localização anterior, o nervo auricular magno está em risco durante dissecção sub-SMAS e em técnicas de janela do platisma (▶ **Fig. 7.4**).

7.2 Zonas de Perigo e Correlação Clínica-Anatomia Pertinente

- Após a saída do ponto de Erb, ao longo da margem posterior do músculo esternocleidomastóideo, o nervo auricular magno segue pelo SCM na direção da orelha.

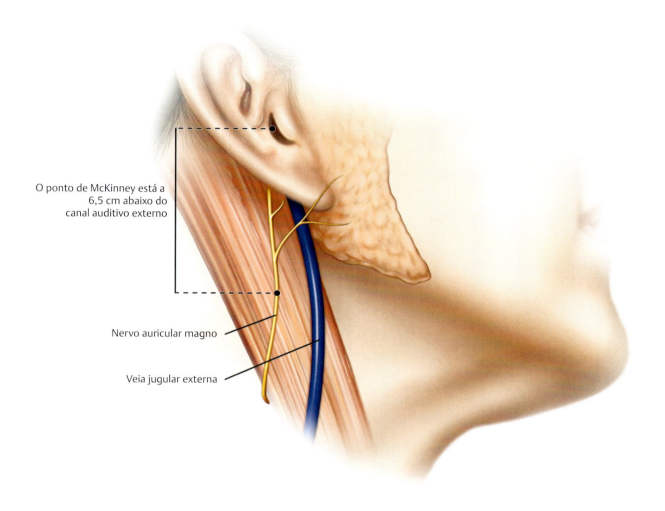

Fig. 7.2 O ponto de McKinney é um clássico ponto de referência para o nervo auricular magno. É um ponto 6,5 cm inferior ao canal auditivo externo e demarca o local onde o nervo auricular magno atravessa a porção média do SCM. Embora seja um ponto de referência útil, o nervo auricular magno pode ser lesionado em qualquer ponto se, inadvertidamente, a dissecção for realizada profunda à fáscia cervical.

- A maioria dos pacientes exibe um ramo posterior e um anterior, assim como um ramo para o lóbulo da orelha. Esses ramos se tornam mais superficiais quando ascendem no pescoço; isto não é raro durante a dissecção adjacente ao lóbulo para encontrar os ramos nervosos.
- Embora o ensino clássico seja de que o nervo auricular magno atravessa a porção média do ventre do SCM 6,5 cm abaixo do canal auditivo, há algum grau de variabilidade entre os pacientes quanto à localização do nervo em relação ao SCM. Entretanto, em todos os pacientes, este ramo nervoso está situado profundamente ao SMAS/platisma e fáscia cervical sobrejacente ao SCM.
- A chave para a segurança, ao operar na região pós-auricular, é identificar a fáscia cervical sobrejacente à superfície anterior do esternocleidomastóideo e realizar

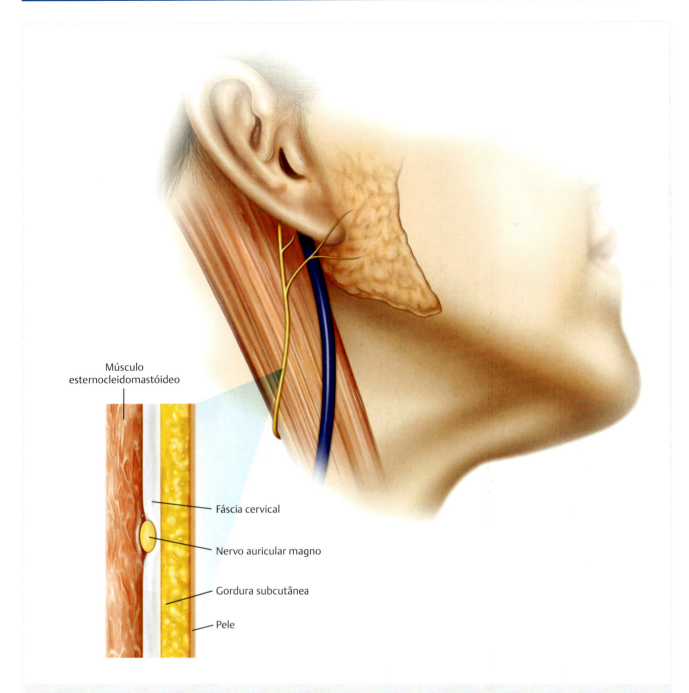

Fig. 7.3 A chave para a prevenção da lesão ao nervo auricular magno é o conhecimento acurado da profundidade de dissecção em relação à profundidade do nervo. Apesar das variações nos padrões de ramificação, o nervo auricular magno situa-se sempre profundamente à fáscia cervical sobrejacente ao SCM. Desde que a dissecção seja mantida superficial à fáscia cervical, a lesão ao nervo será evitada.

o descolamento subcutâneo superficial a essa camada. Como o nervo auricular magno situa-se sempre profundamente à fáscia cervical, se as fibras musculares do SCM se tornarem evidentes durante a dissecção, reconheça que o plano de dissecção está inadvertidamente profundo (▶ **Fig. 7.3**).

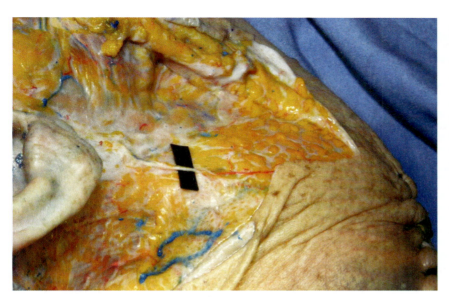

Fig. 7.4 Fotografia demonstrando o trajeto do nervo auricular magno situado, neste cadáver, sobrejacente ao SCM. Embora o ponto de McKinney seja o clássico ponto de referência para o trajeto desse ramo sensitivo, há variações em termos da trajetória vertical desse nervo e sua relação com o SCM. A anatomia tridimensional é constante, e o nervo auricular magno situa-se sempre profundamente tanto à fáscia cervical sobrejacente ao SCM quanto ao platisma.

7.3 Pontos Técnicos

- À medida que a dissecção na região pós-auricular geralmente é fibrosa e vascular, é importante identificar o plano correto de dissecção, que é o plano subcutâneo superficial à fáscia cervical sobrejacente ao músculo esternocleidomastóideo.
- Em termos de segurança, identifique quando a fáscia cervical foi violada, expondo as fibras do músculo esternocleidomastóideo. Se o músculo estiver visível, note que a dissecção está inadvertidamente profunda, e assegure que a dissecção seja superficial à fáscia. É útil empregar a transiluminação para identificar o plano subcutâneo.
- A área de maior risco de lesão ao nervo é ao dissecar na porção inferior do pescoço ao longo da margem posterior do SCM. Quando a adesão ligamentar nessa região for densa e houver tipicamente gordura subcutânea esparsa, é necessário ter o cuidado de dissecar superficial à fáscia cervical nessa localização. O emprego de dissecção romba, se o plano de dissecção não estiver claro, é útil para a proteção do nervo.
- Embora o ponto de McKinney seja um ponto de referência útil, há variabilidade em relação ao local onde o nervo auricular magno atravessa o SCM. A chave para a segurança não é o ponto de McKinney e, sim, a identificação da profundidade da dissecção. Como o nervo auricular situa-se sempre profundamente à fáscia cervical, realizar a dissecção no plano subcutâneo superficial à fáscia prevenirá a lesão ao nervo.
- Ao realizar a técnica de janela do platisma lateral, ou na dissecção sub-SMAS ao longo da margem do platisma lateral, é importante notar que o nervo auricular magno pode estar em estreita proximidade. Um ponto técnico para prevenir a lesão ao nervo é, após a incisão do platisma lateral, dissecar diretamente ao longo da face inferior do platisma e certificar-se de que o plano de dissecção evita os ramos nervosos posicionados anteriormente. A dissecção romba é útil após a incisão do platisma lateral (**Vídeo 7.1**).

Leituras Sugeridas

McKinney P, Katrana DJ. Prevention of injury to the great auricular nerve during rhytidectomy. Plast Reconstr Surg. 1980; 66(5):675–679

Seckel B. Facial Nerve Danger Zones. 2nd ed. Boca Raton, FL: CRC Press; 2010

Baker TJ, Gordon HL, Stuzin JM. Surgical Rejuvenation of the Face. 2nd ed. St Louis, Mosby Year-Book; 1996

Stuzin JM. MOC-PSSM CME article: Face lifting. Plast Reconstr Surg. 2008; 121(1, Suppl):1–19

8 Considerações Técnicas: Dissecção Estendida do SMAS e SMASectomia Lateral/Janela de Platisma

James M. Stuzin

Resumo

A base das técnicas modernas de ritidoplastia (*lifting*) facial é utilizar o SMAS para reposicionar a gordura facial, da porção anterior da bochecha em regiões de sua porção lateral, e deflação malar, restaurando a volumetria facial observada nos jovens. Este capítulo discute duas técnicas geralmente utilizadas: a Dissecção Estendida do SMAS e a SMASectomia Lateral/Janela de Platisma, ressaltando tanto a técnica como os métodos para evitar lesão inadvertida ao ramo motor quando da realização de *lifting* facial.

Palavras-chave: técnica estendida e *High* SMAS lateral e SMASectomia e técnica de superposição (*stacking*) do SMAS, técnica de janela do platisma.

> **Pontos-Chave: Dissecção Estendida do SMAS**
>
> - Se for planejada uma dissecção estendida do SMAS (dissecção sub-SMAS da fáscia superficial na porção lateral da bochecha em continuidade com o coxim adiposo malar), a chave para a realização bem-sucedida deste procedimento é a dissecção subcutânea precisa.
> - Deixar intacta uma quantidade substancial de gordura subcutânea, ao longo superficial do SMAS, fornecerá um retalho espesso de SMAS que, tecnicamente, é mais fácil de dissecar.
> - A transiluminação é útil para uma acurada dissecção do retalho de pele (▶ **Fig. 8.1**).
> - Ao iniciar a dissecção do SMAS, é importante identificar o plano entre o SMAS e a cápsula subjacente à parótida. À medida que a dissecção prossegue em direção anterior, um ponto essencial é não violar a cápsula da parótida ou da fáscia profunda durante a dissecção sub-SMAS. Isto protege contra fístula da parótida e lesão ao nervo motor.
> - A gordura sub-SMAS é aparente, depois que o SMAS foi descolado anteriormente da cápsula na porção lateral da parótida. Deixar intacta a gordura sub-SMAS, ao longo da face superficial da fáscia profunda, dissecando a interface entre a face inferior do SMAS e a gordura sub-SMAS, proporciona mais proteção contra lesão aos ramos motores situados profundamente à fáscia profunda (▶ **Fig. 8.2a,b**).
> - Os limites da dissecção sub-SMAS são alcançados ao transitar entre a região fixa e a móvel do SMAS, passando além da restrição dos ligamentos retentores.
> - Tipicamente, a extensão da dissecção do SMAS requer a liberação da fáscia superficial da parótida, zigoma lateral, ligamentos massetéricos superiores e margem anterior do SCM (▶ **Fig. 8.3**).

8.1 Considerações de Segurança

- A maior parte da dissecção estendida do SMAS é sobrejacente a áreas onde o nervo facial é protegido. A maior parte da elevação do SMAS ocorre sobrejacente à parótida, ao lobo acessório da parótida e ao zigoma lateral, todas as regiões onde os ramos do nervo facial estão protegidos.

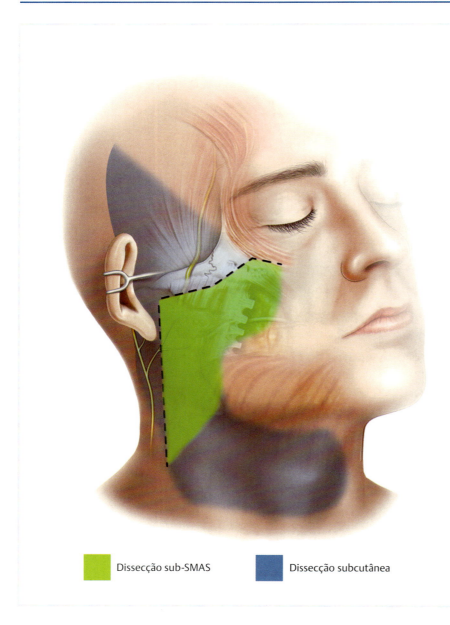

Fig. 8.1 A incisão para uma dissecção estendida do SMAS é mostrada nesta ilustração. Os limites da dissecção sub-SMAS necessários para liberar o SMAS das estruturas fixas também são notados. Este desenho de incisão possibilita a liberação do SMAS da porção lateral da bochecha e também o coxim malar da restrição dos ligamentos retentores, e dá a oportunidade de se reposicionar a gordura facial anterior dentro de regiões de deflação na parte superior da porção lateral da bochecha, restaurando a volumetria facial observada nos jovens.

Dissecção sub-SMAS   Dissecção subcutânea

- As regiões onde os ramos nervosos estão em risco situam-se anteriores à parótida e ao longo da região lateral à eminência do zigomático.
- Depois que o SMAS é dissecado de suas inserções na parótida, no zigoma lateral e nos ligamentos massetéricos superiores, a dissecção pode ter alcançado a região móvel do SMAS. Neste ponto a dissecção é menos fibrosa, uma vez que prosseguiu além da restrição dos ligamentos retentores.
  - DEPOIS QUE A DISSECÇÃO SE TORNA FÁCIL, PARE, pois o retalho de SMAS é liberado e mais dissecção produzirá pouco movimento, em termos de reposicionamento da gordura facial.
- Limitar a dissecção dentro da região móvel do SMAS minimiza o risco de lesão aos nervos motores, que estão mais expostos na região anterior da bochecha.
- Diretamente lateral ao zigoma, o SMAS requer que a dissecção tenda a se tornar fina, quando transita na porção, porção lateral da bochecha, superiormente, ao longo da superfície do zigomático maior. Os ligamentos massetéricos superiores

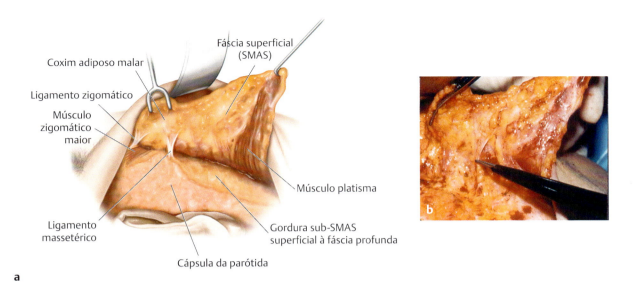

Fig. 8.2 (a) A chave para a dissecção sub-SMAS é uma acurada identificação do plano entre as fáscias superficial e profunda. Como a cápsula da parótida representa a fáscia profunda, manter a dissecção superficial a essa camada é um elemento-chave após a incisão inicial na dissecção estendida do SMAS. Anteriormente à parótida, a fáscia profunda (massetérica) é encontrada. Nossa preferência é manter intacta a gordura sub-SMAS ao longo da face superficial da fáscia profunda, pois isso acrescenta uma camada extra de proteção contra a dissecção profunda inadvertida. **(b)** Foto intraoperatória de uma dissecção estendida do SMAS. O cautério é colocado no coxim adiposo malar ao longo do zigoma lateral, expondo o zigomático maior. As pinças estão apontando para o ligamento massetérico superior, o que requer a liberação para o acesso à região sub-SMAS móvel da porção lateral da bochecha.

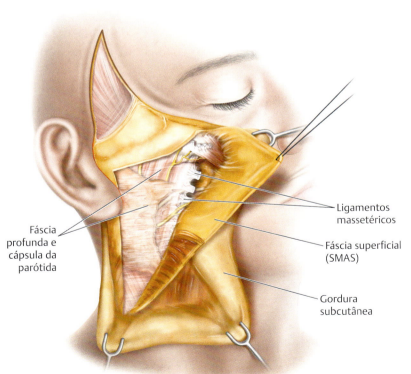

Fig. 8.3 Os limites de uma dissecção estendida do SMAS são alcançados quando o SMAS é liberado da margem anterior da parótida, do lobo acessório da parótida, dos ligamentos do zigomático lateral, dos ligamentos massetéricos superiores e da margem anterior do SCM. Depois de liberado dessas estruturas, a dissecção sub-SMAS é levada para dentro da região sub-SMAS móvel na porção lateral da bochecha, sendo desnecessária mais dissecção em termos da liberação necessária para reposicionar a gordura facial. Nota-se que a incisão e a dissecção necessárias na técnica de janela do platisma são análogas às da dissecção lateral/inferior do platisma ilustrada nesta figura.

são encontrados nesta região, assim como a artéria facial transversa. É essencial ter cuidado para se fazer uma identificação acurada do plano nesta região da dissecção, para proteção ao ramo motor e não causar a ruptura do retalho do SMAS, quando este é dissecado dos ligamentos massetéricos superiores (▶ **Fig. 8.2b**).
- Depois que o SMAS é dissecado dos ligamentos massetéricos superiores, a região móvel do SMAS é encontrada. A dissecção torna-se menos fibrosa e deve ser terminada. Isto limita a dissecção exatamente cranial aos ramos nervosos zigomáticos justapostos, que, em geral, estão situados no plano entre o SMAS e a fáscia profunda, nesta localização.
- A dissecção anteriormente ao longo da eminência malar superior, superficial ao zigomático maior, é essencial para ao reposicionamento do coxim malar. Os ramos do nervo facial são protegidos na região diretamente sobrejacente ao zigoma.
- Inferiormente, a dissecção da margem lateral do platisma, para liberá-lo de suas inserções ligamentares na margem anterior do SCM, é importante para proporcionar adequada mobilidade do retalho. Depois que o SMAS/platisma é liberado do SCM, um plano areolar é encontrado. Este plano areolar pode ser dissecado de maneira romba, minimizando o risco aos ramos cervical e marginal subjacentes (▶ **Fig. 8.3**).

8.2 Pontos Técnicos: Dissecção Estendida do SMAS

- O desenho da incisão para a dissecção estendida lateralmente do SMAS corre em paralelo com o arco zigomático, o que coloca a incisão no SMAS caudal ao trajeto do ramo frontal.
- Em direção anterior, na região onde o arco zigomático se une ao zigoma lateral, a incisão do SMAS corre superiormente ao longo da margem superior do coxim adiposo malar. A junção entre a gordura malar superior e o músculo orbicular do olho lateral (que é achatado e tem pouca gordura sobrejacente) é evidente na maioria dos pacientes, e marca o segmento superior ou "alto" da dissecção estendida do SMAS. A incisão do SMAS lateral/inferior segue a margem lateral do platisma inferiormente no pescoço, estendendo-se por vários centímetros caudalmente ao lóbulo da orelha (▶ **Fig. 8.1**).
- Antes de dissecar o SMAS, a hidrodissecção, com uma pequena quantidade de anestésico local, é útil. Depois que o SMAS é incisado, a cápsula subjacente à parótida será notada. A definição do plano entre o SMAS e a cápsula da parótida é importante para estabelecer a adequada profundidade da dissecção (▶ **Fig. 8.2**).
- A margem lateral do platisma é incisada. O platisma lateral geralmente é espesso e fácil de dissecar. Depois que este músculo é dissecado além da retenção dos ligamentos, ao longo da margem anterior do SCM, um plano areolar anterior ao SCM é encontrado, e o SMAS inferior/platisma podem ser mobilizados com dissecção romba.
- O SMAS na área malar sobrejacente à eminência malar e ao zigomático maior é espesso e fibroso, pois os ligamentos zigomáticos permeiam o coxim adiposo malar. O plano entre o zigomático maior e o coxim malar é tipicamente fácil de definir e seguro de se dissecar, uma vez que não há ramos do nervo facial nesta região (▶ **Fig. 8.2b**).
- Lateral ao zigoma, o SMAS é fino e pode-se romper facilmente durante a dissecção. Nesta região, os ligamentos massetéricos superiores são encontrados, assim como o ramo perfurante da artéria facial transversa. Para assegurar adequada mobilidade da porção inferior da bochecha e mandíbula (*jawl*), é necessária a liberação dos ligamentos massetéricos. Prossiga cuidadosamente, nesta região,

identificando o surgimento dos ligamentos e a espessura do SMAS. Se o plano de dissecção for obscuro, PARE, pois os ramos zigomáticos estão em estreita proximidade nessa região (▶ **Fig. 8.2b**).
- A artéria facial transversa é importante ponto de referência. Cranial a este ramo perfurante não existem ramos nervosos faciais, enquanto distalmente à artéria, os ramos do nervo zigomático estão em estreita proximidade. Tipicamente, os ligamentos massetéricos superiores estão exatamente caudais a esta artéria, sendo necessários apenas alguns milímetros de dissecção distal para alcançar a região móvel do SMAS, para além da retenção dos ligamentos massetéricos superiores.
- Em termos de limites da dissecção do SMAS, a junção entre as regiões fixa e móvel do SMAS deve ser alcançada. A junção entre o SMAS fixo e o móvel situa-se diretamente anterior à glândula parótida, anterior ao lobo acessório da parótida, anterior/inferior à eminência malar lateral, e anterior ao SCM (▶ **Fig. 8.3**).
- A mobilidade do retalho pode ser testada por meio de tração no retalho de SMAS e verificando a movimentação irrestrita da bochecha anterior.
  - LEMBRE-SE: quando a dissecção prosseguir até o interior da região móvel do SMAS, a dissecção se tornará fácil e não será mais fibrosa.
  - Quando a DISSECÇÃO SE TORNAR FÁCIL, PARE. Isto assegura adequada mobilidade do retalho, assim como a proteção contra lesão inadvertida ao ramo motor.

8.3 Dissecção

- A incisão do SMAS é marcada exatamente cranial ao arco zigomático, que é uma região diretamente sobrejacente à parótida e caudal ao trajeto do ramo frontal. É marcada a junção do arco zigomático com o corpo do zigoma, e neste ponto a incisão do SMAS continua ao longo da margem superior do coxim malar.
- Para assegurar que a dissecção do SMAS seja caudal ao trajeto do ramo frontal, uma etapa importante na prevenção da lesão ao ramo frontal é marcar uma linha do trago até a sobrancelha e limitar a incisão do SMAS caudal a este ponto de referência. A margem lateral do platisma é marcada inferiormente no pescoço. O SMAS é infiltrado com anestésico local para auxiliar na hidrodissecção.
- A elevação do SMAS inicia-se de forma precisa sobrejacente à glândula parótida, identificando a interface entre a cápsula da parótida e o SMAS. A dissecção dentro do parênquima parotídeo deve ser evitada.
- A dissecção é continuada ao longo da margem lateral do platisma, inferiormente dentro do pescoço, vários centímetros abaixo do lóbulo da orelha.
- A dissecção é então realizada ao longo da face inferior do platisma, liberando-o de suas inserções no SCM. O SMAS é elevado exatamente anterior à cauda da parótida e anterior aos ligamentos retentores, ao longo da margem anterior do músculo esternocleidomastóideo, onde um plano areolar é identificado. Neste ponto, a mobilização do SMAS inferior/platisma é completada com dissecção romba.
- Anterior à cauda da parótida, a gordura sub-SMAS é identificada, que é um ponto de referência importante, pois esta é a região onde o ramo marginal mandibular sai da parótida. A dissecção nesta região deve prosseguir de maneira romba, tendo-se o cuidado de dissecar superficial à fáscia profunda.
  - A dissecção superiormente ao longo do corpo principal da parótida é realizada na direção de sua margem anterior para assegurar a liberação ligamentar.

- Depois de alcançada a margem anterior da parótida, geralmente a gordura sub-SMAS se torna visível, a região móvel do SMAS é encontrada, e a dissecção terminada.
- O cirurgião notará que, anterior à parótida, a dissecção sub-SMAS se torna menos fibrosa quando o SMAS é liberado dos ligamentos retentores. Conforme ressaltado, quando a dissecção se tornar fácil, PARE. Mais dissecção não aumenta a mobilidade retalho e serve apenas para aumentar a morbidade da cirurgia.
- De uma perspectiva de segurança, os ramos do nervo facial são mais expostos na região móvel da bochecha, sendo esta outra razão para limitar a dissecção depois que o retalho do SMAS foi mobilizado.

- A extensão malar da dissecção do SMAS, para reposicionar o coxim adiposo malar, conduz a dissecção do SMAS sobre o zigoma lateral. O coxim malar é, então, dissecado para liberá-lo de suas inserções no zigoma, no plano entre o coxim malar e o zigomático maior.
- Ao se elevar o coxim malar, as fibras do zigomático maior (e em sentido mais anterior, do orbicular do olho e do zigomático menor) são visualizadas. Esses músculos são inervados ao longo de suas superfícies profundas, de modo que quando é realizada a dissecção estendida do SMAS superficialmente a esses músculos, previne-se a lesão ao ramo motor. O SMAS é elevado até o retalho ser liberado dos ligamentos subjacentes do zigomático lateral. A dissecção malar mais medial é então ligada à dissecção de retalho do SMAS da bochecha lateralmente à eminência do zigomático, onde serão encontrados ligamentos massetéricos superiores.
- Essa porção da dissecção do SMAS é realizada no final do descolamento do retalho de SMAS (após dissecção do SMAS sobre a parótida e regiões malares) para auxiliar na identificação correta do plano adequado de dissecção. Durante a elevação do SMAS, deixar intacta a gordura sub-SMAS sobrejacente à fáscia profunda proporciona maior proteção contra lesão ao ramo motor.

8.4 SMASectomia Lateral /Pontos-chave da Janela do Platisma

- Na realização da SMASectomia lateral, é identificada a junção entre o SMAS fixo e o móvel. Esta junção é marcada desde o ponto exatamente anterior à cauda da parótida cranialmente em direção à eminência malar lateral (▶ **Fig. 8.4**).
- Desenha-se uma excisão elíptica de gordura do SMAS superficial com base na remoção de gordura facial redundante para correção de flacidez facial (▶ **Fig. 8.5**).
- A principal vantagem da técnica da SMASectomia lateral é proporcionar o reposicionamento da gordura facial sem dissecção formal sub-SMAS. Para que seja eficaz, a extensão caudal da excisão do SMAS deve ser realizada ao longo da região móvel do SMAS.
- Na realização da SMASectomia lateral, a fáscia superficial é incisada. Deve-se ter o cuidado de realizar a ressecção do SMAS exatamente profunda à fáscia superficial. A chave para a segurança na realização da SMASectomia lateral é não violar a fáscia facial profunda subjacente e a cápsula da parótida, prevenindo a lesão ao nervo e fístula na parótida.
- A técnica de janela do platisma, em geral, acompanha o procedimento da SMASectomia lateral, produzindo o contorno da linha mandibular e pescoço. Ao contrário da técnica da SMASectomia lateral, que não realiza descolamento sub-SMAS formal, a técnica de janela do platisma requer uma incisão na margem lateral do

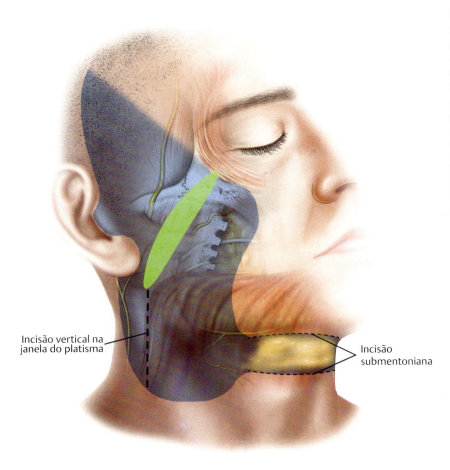

Fig. 8.4 O desenho da incisão para a SMASectomia lateral corre paralelo à margem anterior da parótida, estendendo-se cranial na direção da eminência malar. Este desenho de incisão representa a junção entre as regiões fixa e móvel do SMAS e é similar em termos dos limites de dissecção notados em uma dissecção estendida do SMAS. Se a janela do platisma for realizada em conjunto com SMASectomia lateral, a margem lateral do platisma será incisada e dissecada para liberá-la dos ligamentos retentores ao longo da margem anterior do SCM.

platisma estendendo-se do lóbulo da orelha, em direção caudal, a vários centímetros inferiormente no pescoço.
- Após a incisão do platisma, o platisma é dissecado dos ligamentos retentores ao longo da margem anterior do SCM. Tipicamente, são necessários apenas alguns centímetros de dissecção em sentido anterior para se obter mobilidade, e depois de alcançado o plano areolar anterior ao SCM, a dissecção pode ser realizada de maneira romba. A técnica de janela do platisma é análoga à dissecção lateral/inferior da técnica estendida do SMAS discutida anteriormente (▶ **Fig. 8.3**).

8.5 SMASectomia Lateral/Janela do Platisma: Considerações de Segurança
- Na realização da SMASectomia lateral, a junção entre o SMAS fixo e o móvel é marcada (▶ **Fig. 8.4**).
- O SMAS móvel, que se encontra anterior à parótida, representa uma região onde o nervo facial está menos protegido.
- Na realização da excisão do SMAS, defina o plano entre o SMAS e a fáscia profunda. A dissecção romba exatamente profunda ao SMAS, após incisão do SMAS, é

útil para a identificação do plano adequado de excisão. Execute a excisão superficial do SMAS até a fáscia profunda.
- Deixar intacta a gordura sub-SMAS na fáscia profunda protege os ramos motores menos subjacentes durante a excisão do SMAS.
- Na realização de excisão do SMAS lateral, não viole a cápsula da parótida nem disseque dentro do parênquima parotídeo para evitar fístula na parótida (▶ **Fig. 8.5**).
- Na técnica da SMASectomia lateral, a gordura redundante pode ser excisada, como é típico em pacientes pesados, ou ser deixada em posição para adicionar volume à porção lateral da bochecha (chamada superposição [*stacking*] do SMAS), que é apropriado em pacientes magros. Ambos os procedimentos reposicionam a gordura facial quando as linhas de incisão da SMASectomia são suturadas (**Vídeos 8.1-8.3**).
- Na realização de janela do platisma, ao se dissecar a margem lateral do platisma de suas inserções no SCM, disseque diretamente ao longo da face inferior do platisma para evitar lesão ao nervo auricular magno, que pode ser localizado na proximidade do platisma lateral. Quando o platisma é liberado do SCM, um plano areolar será encontrado, devendo-se realizar dissecção adicional em sentido anterior, de maneira romba, para evitar lesão ao ramo cervical.

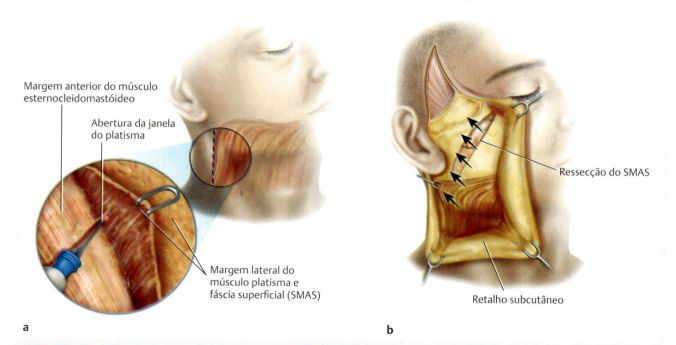

Fig. 8.5 (a,b) Durante a excisão do SMAS é imperativo identificar o plano da fáscia profunda e a cápsula da parótida, bem como assegurar que a ressecção seja superficial nessas estruturas. Depois que a excisão da fáscia superficial do SMAS for cuidadosamente reparada, procede-se ao reposicionamento da gordura facial dentro da porção lateral da bochecha lateral, se apropriado, em pacientes pesados. Em pacientes magros, deixa-se o SMAS redundante em posição para adicionar volume à porção lateral da bochecha após o fechamento da incisão. Se a janela do platisma for realizada em conjunto com SMASectomia lateral, o platisma é fixado superior/lateralmente à fáscia mastóidea.

8.6 Dissecção Lateral da SMASectomia: Considerações Técnicas

- A técnica de SMASectomia lateral envolve uma excisão elíptica do SMAS, que é desenhada na junção entre o SMAS móvel e o fixo.
- Após a excisão do SMAS, a gordura facial anterior é reposicionada na direção da linha de sutura, que ajuda a contrair a porção inferior da bochecha e elevar o coxim malar.
- Para que seja eficaz, a junção do SMAS fixo e móvel deve ser identificada, e o desenho da incisão para a SMASectomia lateral é similar aos limites anteriores para a dissecção estendida do SMAS (margem anterior da parótida, ligamentos massetéricos superiores e zigoma lateral).
- Por esta razão, a incisão elíptica é desenhada desde a base do lóbulo da orelha até a face superior da eminência malar.
- Após se desenhar a excisão elíptica, a fáscia superficial é infiltrada com anestésico local. O cirurgião, então, resseca a fáscia superficial dentro da elipse, utilizando dissecção romba para identificar o plano entre as fáscias superficial e profunda.
- O cuidado em deixar intacta a gordura do sub-SMAS subjacente sobre a fáscia profunda proporciona um elemento de proteção contra lesão aos ramos nervosos faciais situados profundamente. Também é importante, ao realizar uma SMASectomia lateral, não dissecar no interior do parênquima da parótida, especificamente na região da cauda desta, para evitar uma fístula parotídea inadvertida. Da mesma forma, a excisão superficial na região lateral ao zigoma é enfatizada, uma vez que ramos zigomáticos se encontram superficialmente posicionados nessa localização.
- O SMAS redundante pode ser excisado, entre as linhas de excisão, ou ser deixado em posição, dependendo das necessidades volumétricas do paciente. Em pacientes pesados, geralmente o SMAS é excisado, enquanto em pacientes magros ele é superposicionado para adicionar volume à porção lateral da bochecha (**Vídeo 8.4**).
- A janela do platisma geralmente acompanha a técnica de SMASectomia lateral, pois fornece o contorno à linha mandibular e ao pescoço. A incisão e dissecção na técnica de janela do platisma é análoga à da dissecção lateral/inferior do platisma na dissecção estendida do SMAS. Depois que o platisma é liberado dos ligamentos retentores ao longo da margem anterior do SCM, o platisma é rotacionado superior/lateralmente e suturado na fáscia mastóidea com o cuidado de se distanciar do trajeto do nervo auricular magno (**Vídeo 8.5**).

Leituras Sugeridas

Aston S, Walden J. Facelift with Smas technique and FAE. In: Aston S, Steinbrech D, Walden J, eds. Aesthetic Plastic Surgery. London, Saunders Elsevier; 2009

Baker DC. Lateral SMASectomy. Plast Reconstr Surg. 1997; 100(2):509–513

Baker DC. Minimal incision rhtyidectomy with lateral SMASectomy. Aesthet Surg J. 2001; 21:68

Baker TJ, Gordon HL, Stuzin JM. Surgical Rejuvenation of the Face. 2nd ed. St Louis, Mosby Year-Book; 1996

Barton FE, Jr. The SMAS and the nasolabial fold. Plast Reconstr Surg. 1992; 89(6):1054–1057, discussion 1058–1059

Connell B. Marten, T the trifurcated SMAS flap for improved results in the midface, cheek, and neck. Aesthetic Plast Surg. 1995; 19:415

Hamra ST. The deep-plane rhytidectomy. Plast Reconstr Surg. 1990; 86(1):53–61, discussion 62–63

Lemmon ML. Superficial fascia rhytidectomy. A restoration of the SMAS with control of the cervicomental angle. Clin Plast Surg. 1983; 10(3):449–478

Marten TJ. High SMAS facelift: combined single flap lifting of the jawline, cheek, and midface. Clin Plast Surg. 2008; 35(4):569–603, vi–vii

Mendelson BC. Surgery of the superficial musculoaponeurotic system: principles of release, vectors, and fixation. Plast Reconstr Surg. 2001; 107(6):1545–1552, discussion 1553–1555,1556–1557, 1558–1561

Owsley JQ, Jr. Platysma-fascial rhytidectomy: a preliminary report. Plast Reconstr Surg. 1977; 60(6):843–850

Owsley JQ. Lifting the malar fat pad for correction of prominent nasolabial folds. Plast Reconstr Surg. 1993; 91(3):463–474, discussion 475–476

Rohrich RJ, Narasimhan K. Long-Term Results in Face Lifting: Observational Results and Evolution of Technique. Plast Reconstr Surg. 2016; 138(1):97–108

Stuzin JM, Baker TJ, Gordon HL, Baker TM. Extended SMAS dissection as an approach to midface rejuvenation. Clin Plast Surg. 1995; 22(2):295–311

Stuzin JM. Restoring facial shape in face lifting: the role of skeletal support in facial analysis and midface soft-tissue repositioning. Plast Reconstr Surg. 2007; 119(1):362–376, discussion 377–378

Stuzin JM. MOC-PSSM CME article: Face lifting. Plast Reconstr Surg. 2008; 121(1, Suppl):1–19

Tonnard P, Verpaele A, Monstrey S, et al. Minimal access cranial suspension lift: a modified S-lift. Plast Reconstr Surg. 2002; 109(6):2074–2086

Parte II
Preenchedores e Neuromoduladores

Rod J. Rohrich ▪ *Dinah Wan Raja Mohan*

9 Introdução — 73
10 Zona 1 de Perigo Facial – Região Glabelar — 75
11 Zona 2 de Perigo Facial – Região Temporal — 82
12 Zona 3 de Perigo Facial – Região Perioral — 87
13 Zona 4 de Perigo Facial – Região Nasolabial — 93
14 Zona 5 de Perigo Facial – Região Nasal — 99
15 Zona 6 de Perigo Facial – Região Infraorbital — 107

9 Introdução

Rod J. Rohrich ▪ *Dinah Wan*

Resumo

A lesão inadvertida aos vasos faciais durante a injeção de preenchedores faciais ou neuromoduladores pode levar a indesejáveis consequências. O adequado conhecimento anatômico das ricas redes vasculares da face e a execução de técnicas seguras de injeção são críticos para se produzir ótimos resultados.

Palavras-chave: zonas de risco facial, técnica de injeção, injeção intravascular.

Embora a anatomia neural, especificamente os ramos do nervo facial, seja de interesse primário quando se faz a descrição das zonas faciais em risco de lesão durante procedimentos de ritidoplastia (*lifting*) facial,[1,2] a anatomia vascular torna-se importante, principalmente, na discussão das técnicas não cirúrgicas de injeção facial. A maior preocupação com as substâncias injetáveis é a violação inadvertida da rede vascular excepcionalmente rica da face. A injeção intravascular de material estranho acarreta consequências que variam de equimoses benignas a complicações mais ameaçadoras como necrose tecidual, cegueira, acidente vascular encefálico e até morte.[3]

Na Parte II são descritas as zonas de risco facial em relação à injeção de preenchedores e neuromoduladores, com foco em vasos faciais específicos em risco de cateterização inadvertida e pontos de referência anatômica usados para identificar esses vasos. Também discutimos técnicas seguras de injeção específicas para cada uma das seis zonas de risco facial, incluindo o seguinte (▶ **Fig. 9.1**):

1. Região glabelar.
2. Região temporal.
3. Região perioral.
4. Região nasolabial.
5. Região nasal.
6. Região infraorbital.

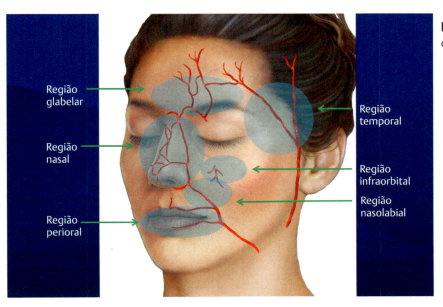

Fig. 9.1 As seis zonas de risco vascular da face e vasos em risco associados.

9.1 Princípios Gerais de Segurança

Regiões anatômicas à parte, os seguintes princípios gerais de segurança devem permanecer no centro de cada técnica de injeção facial: [4-6]

- Use preenchedores reversíveis (p. ex., ácido hialurônico).
- Use epinefrina ou gelo para vasoconstrição.
- Use seringas pequenas (0,5 a 1 mL) e injete em pequenas quantidades.
- Use agulhas pequenas (calibre 27 G ou menor).
- Use cânulas, quando apropriado.
- Use injeção anterógrada-retrógrada.
- Use constante movimento lento e contínuo.
- Use injeção em baixa pressão; injeções que requerem alta pressão indicam risco e/ou localização inadequada.
- Tenha cuidado quando injetar em áreas de trauma anterior, como nos planos teciduais que se podem apresentar cicatriciais e obscurecidos.
- Atente à anatomia pertinente das zonas de risco vascular.
- Disponha sempre de um *kit* de resgate para preenchedor (hialuronidase, aspirina, pomada de nitroglicerina).

Referências Bibliográficas

[1] Seckel BR. Facial Danger Zones: Avoiding nerve injury in facial plastic surgery. 2nd ed. New York, NY: Thieme Medical Publishers, Inc.; 2010
[2] Roostaeian J, Rohrich RJ, Stuzin JM. Anatomical considerations to prevent facial nerve injury. Plast Reconstr Surg. 2015; 135(5):1318–1327
[3] Scheuer JF, III, Sieber DA, Pezeshk RA, Gassman AA, Campbell CF, Rohrich RJ. Facial Danger Zones: Techniques to Maximize Safety during Soft-Tissue Filler Injections. Plast Reconstr Surg. 2017; 139(5):1103–1108
[4] Scheuer JF, III, Sieber DA, Pezeshk RA, Campbell CF, Gassman AA, Rohrich RJ. Anatomy of the Facial Danger Zones: Maximizing Safety during Soft-Tissue Filler Injections. Plast Reconstr Surg. 2017; 139(1):50e–58e
[5] Kurkjian TJ, Ahmad J, Rohrich RJ. Soft-tissue fillers in rhinoplasty. Plast Reconstr Surg. 2014;133(2):121e–126e
[6] Rohrich RJ. Personal Communication. Nov 2017

10 Zona 1 de Perigo Facial – Região Glabelar

Rod J. Rohrich ▪ *Dinah Wan*

Resumo

A região glabelar é o local mais comum de injeção de preenchedor que leva à cegueira em razão da rica rede anastomótica entre as artérias supratroclear, supraorbital e dorsal do nariz. A injeção inadvertida dentro de qualquer dessas artérias pode criar êmbolo retrógrado na artéria oftálmica. A artéria supratroclear corre muito superficialmente, em geral dentro das pregas de franzimento glabelar. As injeções nas rugas glabelares devem ser aplicadas muito superficialmente na derme, usando técnica de punção serial e baixa pressão. A pressão digital deve ser aplicada na margem supraorbital para ocluir os vasos supratroclear e supraorbital durante injeção na glabela.

Palavras-chave: injeção de preenchedor, linhas de franzimento glabelar, artéria supraorbital, artéria supratroclear, cegueira.

Pontos-Chave para Maximizar a Segurança do Preenchedor na Região Glabelar

- Use os preenchedores principalmente para **preenchimento na linha superficial** na área glabelar.
- Use técnica de **punção serial** para depositar pequenas alíquotas intradermicamente ao longo das linhas de expressão/rugas.
- Use pressão digital para **ocluir os vasos supraorbitais e supratrocleares** na margem supraorbital.
- Não tente corrigir excessivamente as rugas profundas na região glabelar

---

10.1 Considerações de Segurança na Região Glabelar

- A glabela é referida como o local mais comum de injeção de preenchedor que leva à cegueira, e o segundo local mais comum de necrose da pele.[1-5]
- Existem ricas anastomoses entre as artérias supratroclear, supraorbital e dorsal do nariz, sendo todas elas ramos da artéria oftálmica (▶ **Fig. 10.1a**).
- A injeção intravascular inadvertida na arcada nasoglabelar pode produzir a propagação retrógrada de material estranho para a artéria oftálmica (▶ **Fig. 10.1b**).
- A embolia distal subsequente da artéria oftálmica pode causar perda de visão e/ou necrose tecidual.[6,7]

10.2 Anatomia Pertinente da Região Glabelar e da Sobrancelha

Uma dissecção cadavérica, mostrando artérias pertinentes e músculos nas regiões glabelar e das sobrancelhas, é mostrada na ▶ **Fig. 10.2**.

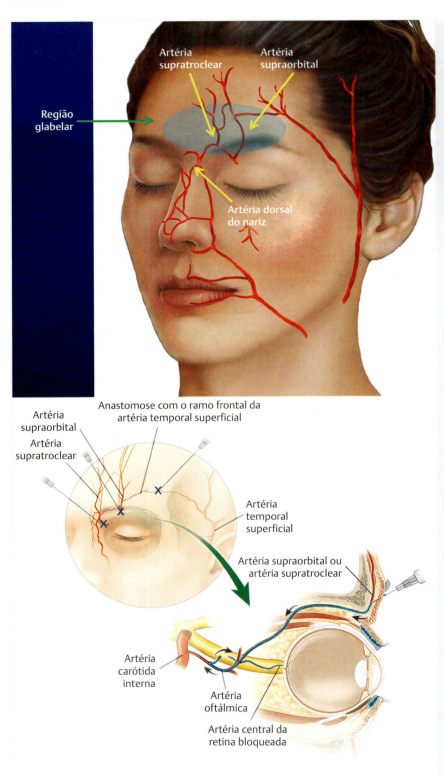

Fig. 10.1 (a) Ricas anastomoses entre as artérias supratroclear, supraorbital e dorsal do nariz na região glabelar criam vias potenciais para embolização retrógrada da artéria oftálmica. **(b)** A injeção intravascular inadvertida na artéria supraorbital ou supratroclear pode criar propagação retrógrada de material estranho para o interior da artéria oftálmica. A embolia distal subsequente da artéria oftálmica dentro da artéria central da retina pode causar perda de visão.

10.2.1 Artérias (▶ Fig. 10.3)

Artéria Supratroclear

- Um ramo da artéria oftálmica.
- Sai da órbita superomedial na linha do canto mediano ± 3 mm, ou 17 a 22 mm laterais à linha média.[8-11]
- Atravessa verticalmente através do músculo corrugador, segue então através dos músculos frontal e orbicular para entrar no plano subcutâneo, 15 a 25 mm acima da margem orbital.[9]
- Continua superiormente na região paramediana da testa, no plano subcutâneo, de 15 a 20 mm a partir da linha média.[10]

Artéria Supraorbital

- Ramo da artéria oftálmica.
- Sai da órbita superior na linha do limbo medial, ou 32 mm lateralmente à linha média.[9,11]
- Perfura o músculo frontal de 20 a 40 mm acima da margem orbital e emerge no plano subcutâneo, 40 a 60 mm acima da margem orbital.[12]

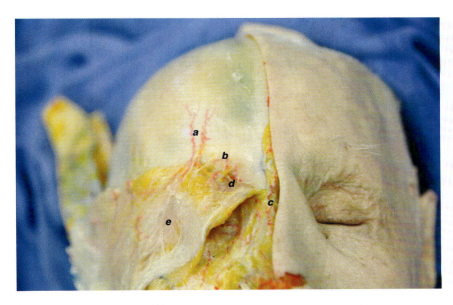

Fig. 10.2 A artéria supraorbital **(a)** é mostrada saindo acima da sobrancelha, emitindo um ramo periosteal antes de atravessar o plano subgaleal. A artéria supratroclear **(b)** situa-se medial, perfurando o músculo corrugador **(d)**, e anastomosando-se com a artéria dorsal do nariz **(c)** e a artéria supraorbital **(a)**. O músculo frontal **(e)** está refletido acima com a gálea e é visto em sua face inferior.

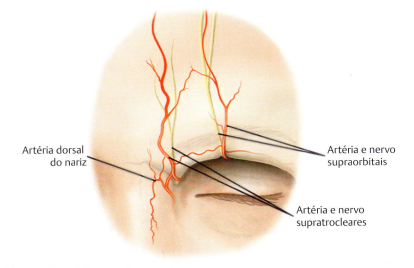

Fig. 10.3 Diagrama mostrando as principais estruturas neurovasculares na região glabelar.
A artéria e o nervo supratrocleares saem da órbita superomedial alinhados com o canto medial. A artéria e o nervo supraorbitais saem da órbita superior na linha do limbo medial.
A artéria dorsal do nariz emerge da órbita medial e corre sobre a raiz nasal caudalmente na direção da ponta do nariz.

Artéria Nasal Dorsal

- Ramo terminal da artéria oftálmica.
- Emerge da órbita medial.
- Corre medialmente sobre a raiz nasal, acima da camada muscular, em seguida continua caudalmente na direção da ponta do nariz.[13]

10.2.2 Músculos (▶ Fig. 10.4a)

Corrugador do Supercílio

- Origina-se no processo nasal do osso frontal.
- Insere-se superolateralmente na derme das sobrancelhas.
- Responsável pelas linhas de franzimento glabelar vertical e oblíquo.

Prócero

- Origina-se na parte inferior do osso nasal.
- Insere-se na derme da fronte entre as sobrancelhas.
- Responsável pelas rugas transverseais no dorso do nariz, ou "linhas do coelhinho".

Frontal

- Origina-se da gálea aponeurótica frontal.
- Interdigita-se com as fibras dos músculos orbicular do olho, prócero e corrugador do supercílio.
- Responsável pelas rugas transversais na testa.

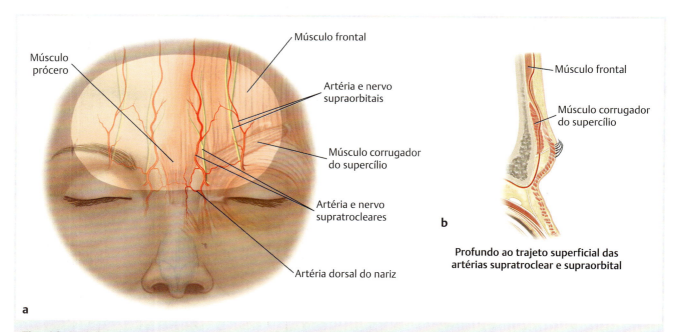

Fig. 10.4 (a) Diagrama mostrando os músculos miméticos nas regiões glabelar e da testa. O músculo corrugador do supercílio é responsável pelas linhas verticais e oblíquas de franzimento glabelar. O músculo prócero é responsável pelas rugas dorsais nasais transversais. O músculo frontal é responsável pelas rugas transversais da testa. **(b)** Corte transversal

10.3 Zonas de Risco Vascular e Correlações Clínicas

- As **artérias na região glabelar** *se tornam rapidamente superficiais* após surgirem da órbita e, muitas vezes, em estreita contiguidade com as rugas na pele, o que as torna vulneráveis à lesão, mesmo com injeções relativamente superficiais (▶ **Fig. 10.4b**).
- Isto é especialmente verdadeiro no caso da artéria supratroclear, situada dentro da linha de franzimento glabelar em 50% dos casos (▶ **Fig. 10.5**).[14]
- Variações anatômicas da artéria supraorbital também a tornam vulnerável à lesão, durante as transições do plano submuscular para o subcutâneo, em várias distâncias acima da margem orbital, e essa artéria pode emitir ramos superficiais a apenas 15 mm acima da margem.[9,12]
- A artéria nasal dorsal corre sobre a raiz nasal no plano subdérmico, exatamente abaixo das rugas nasais transversais, criando assim outra zona de comprometimento vascular potencial, quando são injetados preenchedores nas linhas do coelhinho. Nesta região, as injeções devem ser realizadas próximas à linha média, no plano pré-pericondrial ou pré-periosteal, permanecendo *profundamente* aos vasos vulneráveis.[1,7,13]
- **Ocluir os vasos supraorbitais e supratrocleares** com pressão digital na margem orbital previne o fluxo retrógrado do material da artéria oftálmica, no caso de injeção intravascular inadvertida (▶ **Fig. 10.6**) (**Vídeo 10.1**).

10.4 Pontos Técnicos para a Injeção de Preenchedor na Região Glabelar

- Injete o preenchedor **muito superficialmente**, quando tratar rugas glabelares, para evitar a interrupção da rica rede vascular subcutânea na região.

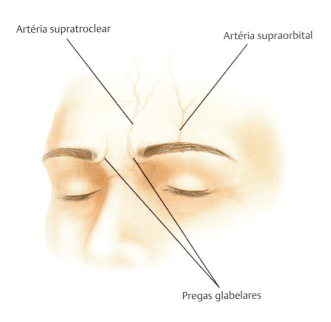

demonstrando do trajeto profundo a superficial das artérias supratroclear e supraorbital à saída da margem supraorbital.

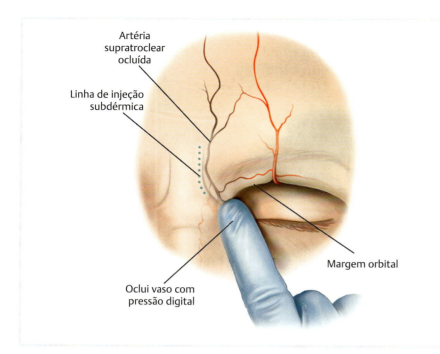

Fig. 10.5 A artéria supratroclear se torna rapidamente superficial após sair da órbita e, geralmente, está em estreita continuidade com as linhas de franzimento glabelar diretamente sob a derme.

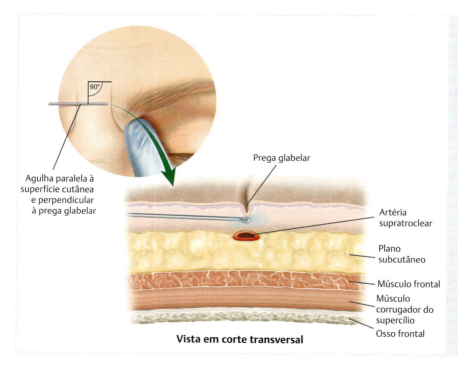

Fig. 10.6 A artéria supratroclear está ocluída com pressão digital na margem superomedial orbital para prevenir o fluxo retrógrado de material estranho dentro da artéria oftálmica no caso de injeção intravascular inadvertida.

- Use um preenchedor de **G baixo**, para prevenir o efeito Tyndall.
- Use técnica de **punção serial** com pequenas alíquotas depositadas **intradermicamente** ao longo das rugas, a um ângulo de 90° da prega glabelar (▶ **Fig. 10.7**) (**Vídeo 10.2**).
- Aplique injeções a **baixa pressão**.
- **Aplique pressão digital na margem supraorbital** para ocluir os vasos supraorbitais e supratrocleares ao injetar na glabela.

Referências Bibliográficas

[1] Scheuer JF, III, Sieber DA, Pezeshk RA, Campbell CF, Gassman AA, Rohrich RJ. Anatomy of the Facial Danger Zones: Maximizing Safety during Soft-Tissue Filler Injections. Plast Reconstr Surg. 2017; 139(1):50e–58e

[2] Li X, Du L, Lu JJ. A Novel Hypothesis of Visual Loss Secondary to Cosmetic Facial Filler Injection. Ann Plast Surg. 2015; 75(3):258–260

[3] Ozturk CN, Li Y, Tung R, Parker L, Piliang MP, Zins JE. Complications following injection of soft-tissue fillers. Aesthet Surg J. 2013; 33(6):862–877

[4] Park KH, Kim YK, Woo SJ, et al; Korean Retina Society. Iatrogenic occlusion of the ophthalmic artery after cosmetic facial filler injections: a national survey by the Korean Retina Society. JAMA Ophthalmol. 2014; 132(6):714–723

[5] Park SW, Woo SJ, Park KH, Huh JW, Jung C, Kwon OK. Iatrogenic retinal artery occlusion caused by cosmetic facial filler injections. Am J Ophthalmol. 2012; 154(4):653–662.e1

[6] Carruthers JD, Fagien S, Rohrich RJ, Weinkle S, Carruthers A. Blindness caused by cosmetic filler injection: a review of cause and therapy. Plast Reconstr Surg. 2014; 134(6):1197–1201

[7] Scheuer JF, III, Sieber DA, Pezeshk RA, Gassman AA, Campbell CF, Rohrich RJ. Facial Danger Zones: Techniques to Maximize Safety during Soft-Tissue Filler Injections. Plast Reconstr Surg. 2017; 139(5):1103–1108

[8] Ugur MB, Savranlar A, Uzun L, Küçüker H, Cinar F. A reliable surface landmark for localizing supratrochlear artery: medial canthus. Otolaryngol Head Neck Surg. 2008; 138(2):162–165

[9] Kleintjes WG. Forehead anatomy: arterial variations and venous link of the midline forehead flap. J Plast Reconstr Aesthet Surg. 2007; 60(6):593–606

[10] Shumrick KA, Smith TL. The anatomic basis for the design of forehead flaps in nasal reconstruction. Arch Otolaryngol Head Neck Surg. 1992; 118(4):373–379

[11] Webster RC, Gaunt JM, Hamdan US, Fuleihan NS, Giandello PR, Smith RC. Supraorbital and supratrochlear notches and foramina: anatomical variations and surgical relevance. Laryngoscope. 1986; 96(3):311–315

[12] Erdogmus S, Govsa F. Anatomy of the supraorbital region and the evaluation of it for the reconstruction of facial defects. J Craniofac Surg. 2007; 18(1):104–112

[13] Toriumi DM, Mueller RA, Grosch T, Bhattacharyya TK, Larrabee WF, Jr. Vascular anatomy of the nose and the external rhinoplasty approach. Arch Otolaryngol Head Neck Surg. 1996;122(1):24–34

[14] Vural E, Batay F, Key JM. Glabellar frown lines as a reliable landmark for the supratrochlear artery. Otolaryngol Head Neck Surg. 2000; 123(5):543–546

11 Zona 2 de Perigo Facial – Região Temporal

Rod J. Rohrich ▪ Dinah Wan

Resumo

A artéria temporal superficial e a veia temporal média situam-se na fossa temporal em um plano intermediário. A injeção inadvertida no ramo frontal da artéria temporal superficial pode causar comprometimento ocular por meio da embolização retrógrada através do sistema supraorbital. A injeção na veia temporal média pode resultar em embolia pulmonar não trombótica via fluxo venoso anterógrado para a veia jugular interna. Injeções de preenchedor na região temporal devem ser realizadas superficialmente no tecido subcutâneo ou profundamente no plano pré-periosteal para evitar cateterização inadvertida de vasos de risco situados no plano intermediário.

Palavras-chave: injeções de preenchedor, fossa temporal, ramo frontal da artéria temporal superficial, veia temporal média, cegueira, êmbolo pulmonar.

> **Pontos-Chave para Maximizar a Segurança do Preenchedor na Região Temporal**
>
> - Evite injetar no plano intermediário, onde se situam vasos vulneráveis na região temporal.
> - Injete superficialmente no tecido subcutâneo superficial ou profundamente no plano pré-periosteal.
> - Injete com baixa pressão em movimento anterógrado/retrógrado.

11.1 Considerações de Segurança na Região Temporal

- A artéria temporal superficial e a veia temporal média se situam na fossa temporal em um plano intermediário (▶ **Fig. 11.1**).
- A injeção intravascular de material estranho no ramo frontal da artéria temporal superficial pode causar comprometimento ocular via embolização retrógrada por meio do sistema supraorbital[1] (▶ **Fig. 11.2**).
- Corante injetado na artéria temporal superficial já foi encontrado no globo ocular ipsilateral e até bilateralmente em estudos de cadáveres.[2]
- Embora extremamente rara, a injeção intravascular na veia temporal média pode causar embolia pulmonar não trombótica via fluxo venoso anterógrado para a veia jugular interna.[3,4]

11.2 Anatomia Pertinente da Região Temporal

11.2.1 Artéria temporal Superficial – Ramo Frontal (▶ Fig. 11.3) (Vídeo 11.1)

- O trajeto é semelhante ao do ramo temporal do nervo facial.
- Origina-se a 1 dedo anteriormente e a 2 dedos superiormente à ponta do trago.[5]
- Corre no plano intermediário na fáscia temporoparietal 2 cm acima do arco zigomático.[1,6]
- Faz a transição para o plano subcutâneo a 1 dedo superiormente do pico do supercílio, perto da borda lateral do músculo frontal.[1]
- Anastomosa-se com a artéria supraorbital acima da parte lateral do supercílio.

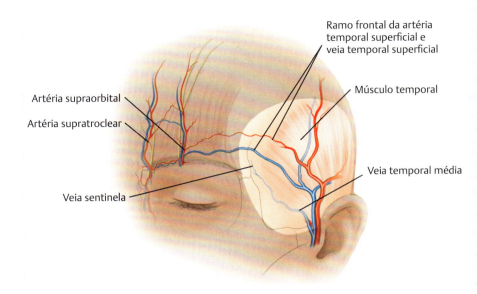

Fig. 11.1 O ramo frontal da artéria temporal superficial e a veia temporal média são locais com potencial de lesão vascular durante injeções na região temporal.

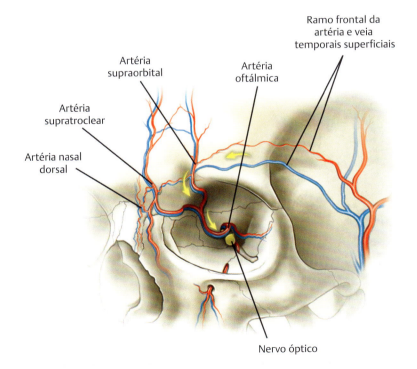

Fig. 11.2 O ramo frontal da artéria temporal superficial se situa na fossa temporal e corre risco de cateterização inadvertida durante injeção na região temporal. Esse ramo ramifica com os vasos supraorbitais na parte lateral do supercílio, criando vias em potencial para embolização retrógrada para o sistema oftálmico.

11.2.2 Veia Temporal Média (▶ Fig. 11.3)

- Corre 20 mm acima e paralelamente ao arco zigomático (▶ **Fig. 11.4a**).[7]
- No coxim de gordura temporal superficial (▶ **Fig. 11.4b**).
- Tamanho médio é de 5 mm, podendo chegar a 9 mm.
- Conexões com veia sentinela e seio cavernoso.
- Drenagem anterógrada para a veia jugular interna.[8]

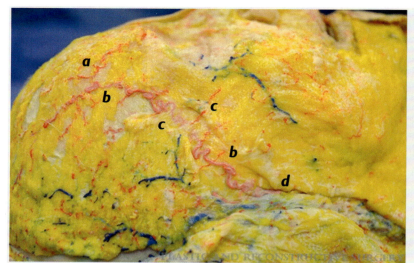

Fig. 11.3 A artéria temporal superficial **(d)** é demonstrada ramificando-se em seu ramo frontal **(b)**. O tecido subcutâneo **(c)** foi rebatido anterior e posteriormente para delinear o trajeto do ramo frontal da artéria na fáscia temporal superficial. O ramo frontal da artéria **(b)** pode ser claramente visto anastomosando-se com a artéria supraorbital **(a)** superficialmente ao músculo frontal depois da transição para o plano subcutâneo.

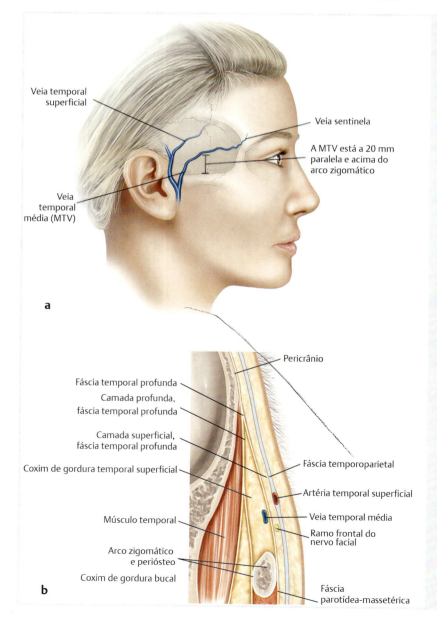

Fig. 11.4 A veia temporal média corre 20 mm acima e paralelamente ao arco zigomático **(a)** e situa-se no coxim de gordura temporal superficial **(b)** nesse nível. Torna-se mais superficial ao se dirigir para a parte lateral do supercílio, onde tem conexões com a veia sentinela.

11.3 Zonas de Perigo Vascular e Correlações Clínicas

- Os vasos em risco na região temporal se situam em um plano intermediário.
- Evite injetar no plano intermediário, colocando o preenchedor superficialmente imediatamente abaixo da derme ou profundamente no plano pré-periosteal.
- Se injetar superficialmente, fique muito superficial, imediatamente abaixo da derme, para evitar o ramo frontal da artéria temporal superficial, que se situa em um plano mais intermediário.[1,5,8] Injete de maneira anterógrada-retrógrada, mantendo a agulha em uma orientação quase paralela à derme (▶ **Fig. 11.5**) (**Vídeo 11.2**).
- Se injetar profundamente no plano pré-periosteal, fique a 1 dedo do arco ou mais de 25 mm acima do arco para evitar cateterização inadvertida da veia temporal média (▶ **Fig. 11.6**).[1,7]

11.4 Pontos de Técnica para Injeção do Preenchedor na Região Temporal

- **Injete profunda ou superficialmente** na região temporal. Evite injetar em uma profundidade intermediária.[1]
- Se injetar superficialmente, injete no **tecido subcutâneo superficial** imediatamente abaixo da derme (**Vídeo 11.2**).
- Inicie na área pré-capilar e avance medialmente.
- **Injete em movimento lento e constante de anterógrado para retrógrado.**
- Considere o uso de uma cânula para diminuir a chance de punção de vaso.
- Se injetar profundamente, use um preenchedor com G' alto no **plano pré-periosteal**, ficando a 1 dedo do arco ou pelo menos 2,5 cm acima dele.

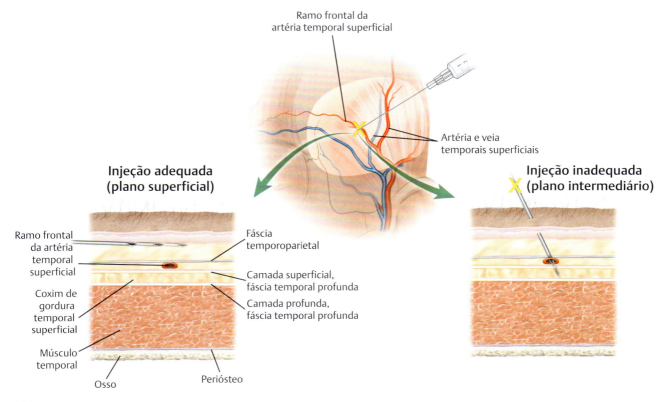

Fig. 11.5 Se injetar superficialmente na região temporal, fique bem superficial, imediatamente sob a derme. Injete de maneira anterógrada-retrógrada, mantendo a agulha em uma orientação quase paralela com a derme.

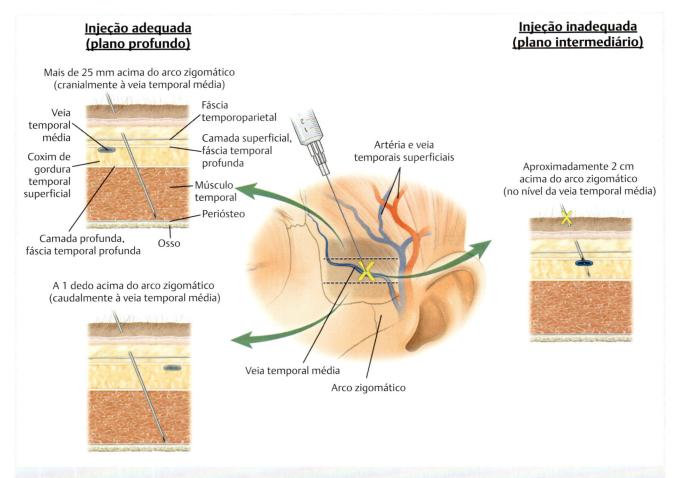

Fig. 11.6 Se injetar profundamente no plano pré-periosteal, mantenha-se entre 1 dedo do arco ou mais de 25 mm acima do arco para evitar cateterização inadvertida da veia temporal média, que se situa em um plano mais intermediário, aproximadamente 20 mm acima do arco zigomático.

Referências Bibliográficas

[1] Scheuer JF, III, Sieber DA, Pezeshk RA, Gassman AA, Campbell CF, Rohrich RJ. Facial Danger Zones: Techniques to Maximize Safety during Soft-Tissue Filler Injections. Plast Reconstr Surg. 2017; 139(5):1103–1108
[2] Tansatit T, Moon HJ, Apinuntrum P, Phetudom T. Verification of Embolic Channel Causing Blindness Following Filler Injection. Aesthetic Plast Surg. 2015; 39(1):154–161
[3] Jiang X, Liu DL, Chen B. Middle temporal vein: a fatal hazard in injection cosmetic surgery for temple augmentation. JAMA Facial Plast Surg. 2014; 16(3):227–229
[4] Jang JG, Hong KS, Choi EY. A case of nonthrombotic pulmonary embolism after facial injection of hyaluronic Acid in an illegal cosmetic procedure. Tuberc Respir Dis (Seoul). 2014;77(2):90–93
[5] Lee JG, Yang HM, Hu KS, et al. Frontal branch of the superficial temporal artery: anatomical study and clinical implications regarding injectable treatments. Surg Radiol Anat. 2015;37(1):61–68
[6] Trussler AP, Stephan P, Hatef D, Schaverien M, Meade R, Barton FE. The frontal branch of the facial nerve across the zygomatic arch: anatomical relevance of the high-SMAS technique. Plast Reconstr Surg. 2010; 125(4):1221–1229
[7] Jung W, Youn KH, Won SY, Park JT, Hu KS, Kim HJ. Clinical implications of the middle temporal vein with regard to temporal fossa augmentation. Dermatol Surg. 2014; 40(6):618–623
[8] Tansatit T, Apinuntrum P, Phetudom T. An Anatomical Study of the Middle Temporal Vein and the Drainage Vascular Networks to Assess the Potential Complications and the Preventive Maneuver During Temporal Augmentation Using Both Anterograde and Retrograde Injections. Aesthetic Plast Surg. 2015; 39(5):791–799

12 Zona 3 de Perigo Facial – Região Perioral

Rod J. Rohrich ▪ *Dinah Wan*

Resumo

As artérias labiais superior e inferior têm seu trajeto nos lábios superior e inferior, respectivamente, no plano profundo entre o músculo orbicular da boca e a mucosa oral. Injeções de preenchedor nos lábios devem permanecer superficiais às artérias labiais para evitar equimoses excessivas. As injeções devem ser realizadas com uma profundidade não superior a 3 mm do vermelhão ou da pele, no plano subcutâneo ou intramuscular superficial. A artéria facial tem um trajeto de aproximadamente 15 mm lateral à comissura dos lábios e corre risco de lesão e subsequente embolia distal quando a injeção é feita perto do canto da boca. Injeções nessa região devem ser feitas no tecido subcutâneo superficial e a um dedo da comissura.

Palavras-chave: injeções de preenchedor, lábios, comissura oral, canto da boca, artéria labial superior/inferior, artéria facial, necrose tecidual, equimoses.

Pontos-Chave para Maximizar a Segurança do Preenchedor na Região Perioral

- As injeções de preenchimento no lábio superior ou inferior devem ser feitas **não mais profundamente do que a 3 mm** da pele ou do vermelhão, no plano **subcutâneo** ou **intramuscular superficial**.
- As injeções na comissura oral devem ficar **à largura do polegar** do canto da boca no plano **subcutâneo superficial**.[1,2]
- Injete, com baixa pressão, de maneira anterógrada/retrógrada.

12.1 Considerações de Segurança na Região Perioral

- As artérias labiais superior e inferior têm um trajeto nos lábios superior e inferior, respectivamente. É essencial evitar esses vasos ao injetar o preenchedor para aumento dos lábios para prevenir isquemia tecidual e/ou contusão excessiva (▶ **Fig. 12.1**).
- A artéria facial tem um trajeto imediatamente lateral à comissura oral e corre risco de lesão em injeções perto do canto da boca.

12.2 Anatomia Pertinente da Região Perioral

12.2.1 Lábio Superior

Artéria Labial Superior

- Origina-se da artéria facial 10 a 12 mm lateralmente e 5 a 9 mm acima da comissura (▶ **Fig. 12.2**).[3-6]
- Há maior variabilidade na trajetória da artéria labial superior ao longo do lábio superior, em comparação com o trajeto da artéria labial inferior no lábio inferior.
- Inicialmente corre superior à borda do vermelhão ao longo do terço lateral do lábio superior e depois mergulha abaixo da borda ao se aproximar do terço médio ou arco do Cupido.[6]

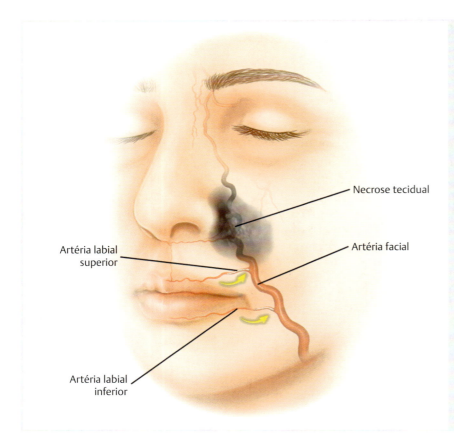

Fig. 12.1 Trajetos das artérias labiais superior e inferior, respectivamente, nos lábios superior e inferior. Existe risco de lesão durante as injeções de preenchedor nos lábios. A artéria facial tem seu trajeto perto da comissura oral ao formar os ramos das artérias labiais e pode romper-se caso as injeções sejam realizadas lateralmente demais na região perioral. A injeção inadvertida de material do preenchedor nesses vasos pode levar à embolia distal e à necrose tecidual na região da artéria angular.

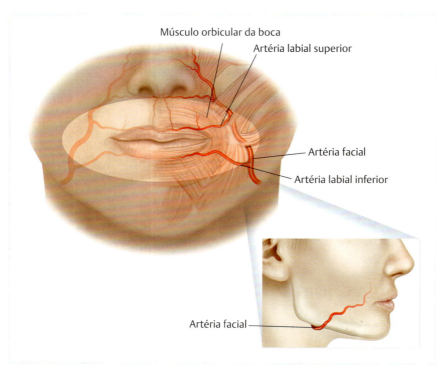

Fig. 12.2 A artéria labial superior origina-se da artéria facial lateralmente à comissura dos lábios e acima dela, enquanto a artéria labial inferior, mais comumente, ramifica-se a partir da artéria facial inferolateralmente à comissura dos lábios. A artéria facial emerge do ângulo da mandíbula no plano profundo abaixo dos músculos da mímica e tem um trajeto superficial em direção à comissura dos lábios.

- Tem um trajeto de 3 a 7,6 mm profundamente à pele.[4,6]
- Mais comumente encontrada no plano entre o orbicular dos lábios e a mucosa oral e, menos frequentemente, no orbicular dos lábios (▶ **Fig. 12.3**).[4,6,7]

12.2.2 Lábio Inferior

Artéria Labial Inferior

- Origem variável em decorrência da nomenclatura inconsistente, mas tipicamente se ramifica desde a artéria facial inferolateralmente à comissura oral (▶ **Fig. 12.2**).[1,4,5,8-10]
- Trajetória horizontal no lábio inferior no nível da junção vermelhão/cutânea.[8]
- Mais comumente encontrada no plano entre o orbicular da boca e a mucosa oral e, menos frequentemente, no orbicular da boca (▶ **Fig. 12.3**).[7,9]

12.2.3 Comissura Oral

Artéria Facial

- Emerge do ângulo da mandíbula no plano profundo abaixo dos músculos da mímica (▶ **Fig. 12.2**) (**Vídeo 12.1**).
- Torna-se mais superficial e dá o ramo da artéria labial superior ao se aproximar da comissura.
- Localizada à largura do polegar de distância, ou 14 a 16 mm, lateralmente à comissura.[6,9]

12.3 Zonas de Perigo Vascular e Correlações Clínicas

- As artérias labiais inferior e superior situam-se no plano entre o orbicular e a mucosa oral em 78,1% dos casos, e no orbicular em 17,5%.[7]
- A profundidade da artéria labial é mais variável na parte central do lábio e pode ser encontrada mais frequentemente em posições superficiais na localização paramediana.[7]
- O preenchedor deve ser injetado superficialmente às artérias labiais nos lábios superior e inferior. Em geral, isso deve ser feito no plano subcutâneo ou muscular superficial ou não mais do que a 3 mm de profundidade da pele (▶ **Fig. 12.4**).[1,2]

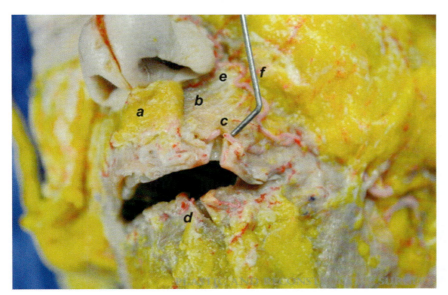

Fig. 12.3 Dissecção cadavérica da região perioral. O tecido subcutâneo (**a**) foi rebatido, revelando o músculo orbicular dos lábios (**b**). A artéria labial superior (**c**) pode ser vista correndo profundamente ao orbicular na mucosa labial, superiormente à borda do lábio inferior. A artéria labial inferior (**d**) é demonstrada correndo de maneira semelhante no lábio inferior. A artéria facial (**f**) é vista ramificando-se na artéria alar inferior (**e**) no terço superior do sulco nasolabial.

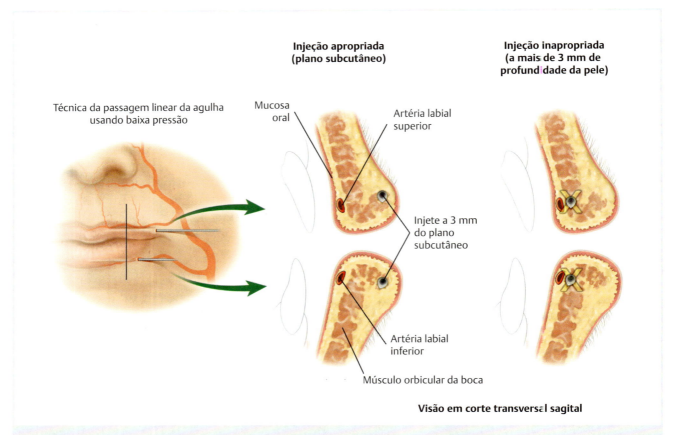

Fig. 12.4 Injeções nos lábios superior e inferior. O preenchedor deve ser injetado superficialmente às artérias labiais nos lábios superior e inferior. Em geral, isso deve ser feito no plano subcutâneo ou muscular do orbicular da boca superficial ou não mais do que a 3 mm de profundidade com relação à pele.

- Fique em posição mais superficial ao injetar o preenchedor na linha média do lábio e evite injetar o ponto médio entre a comissura e o arco do Cupido em decorrência da vascularização potencialmente mais superficial na parte paramediana do lábio.[7]
- A injeção do preenchedor na comissura oral deve ficar no plano superficial à largura do polegar do canto da boca. Injetar o preenchedor profundamente ou lateralmente demais com relação ao canto da boca (mais que a largura do polegar) traz o risco de invadir a artéria facial (▶ **Fig. 12.5**).[6,9]

12.4 Pontos Técnicos para a Injeção de Preenchedor na Região Perioral

12.4.1 Lábios Superior e Inferior

- Use um preenchedor intermediário ou com baixo G'.[1,2]
- Use a técnica de **passagem linear** da agulha para injetar ao longo da borda vermelhão/cutânea ou no vermelhão seco[2,5,10] (**Vídeo 12.2**).
- Use manobra delicada com baixa pressão anterógrada e retrógrada.
- Injete **com profundidade não superior a 3 mm** no plano subcutâneo ou intramuscular (▶ **Fig. 12.4**).[1,2,6]
- Considere permanecer mais superficialmente na parte central do lábio.[7]

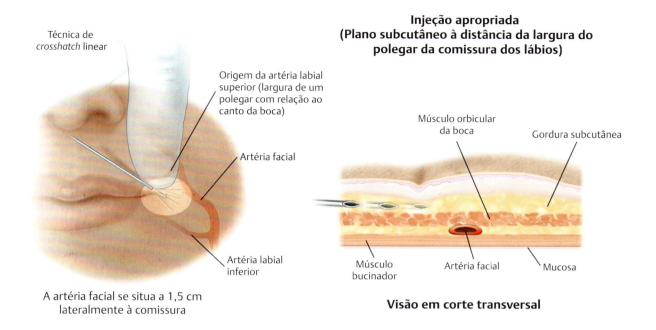

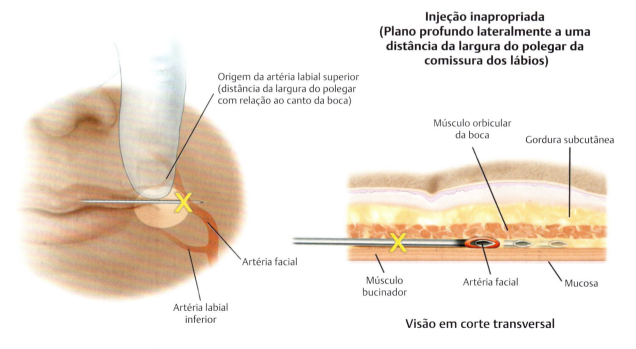

Fig. 12.5 Injeções na comissura dos lábios. **(a)** A artéria facial se localiza à largura do polegar ou 1,5 cm lateralmente à comissura oral. A injeção de preenchedor na comissura oral deve permanecer no plano superficial à distância da largura do polegar do canto da boca. **(b)** Injetar muito profunda ou lateralmente (além da largura do polegar do canto da boca) traz o risco de invasão da artéria facial.

12.4.2 Comissura dos Lábios

- Injete no tecido subcutâneo superficial (▶ **Fig. 12.5**) (**Vídeo 12.3**).[1,2]
- Permaneça à **largura do polegar** de distância da comissura.[1,2,6]
- Use técnica de *crosshatch* **linear**.

Referências Bibliográficas

[1] Scheuer JF, III, Sieber DA, Pezeshk RA, Campbell CF, Gassman AA, Rohrich RJ. Anatomy of the Facial Danger Zones: Maximizing Safety during Soft-Tissue Filler Injections. Plast Reconstr Surg. 2017; 139(1):50e–58e
[2] Scheuer JF, III, Sieber DA, Pezeshk RA, Gassman AA, Campbell CF, Rohrich RJ. Facial Danger Zones: Techniques to Maximize Safety during Soft-Tissue Filler Injections. Plast Reconstr Surg. 2017; 139(5):1103–1108
[3] Mağden O, Edizer M, Atabey A, Tayfur V, Ergür I. Cadaveric study of the arterial anatomy of the upper lip. Plast Reconstr Surg. 2004; 114(2):355–359
[4] Tansatit T, Apinuntrum P, Phetudom T. A typical pattern of the labial arteries with implication for lip augmentation with injectable fillers. Aesthetic Plast Surg. 2014; 38(6):1083–1089
[5] Al-Hoqail RA, Meguid EM. Anatomic dissection of the arterial supply of the lips: an anatomical and analytical approach. J Craniofac Surg. 2008; 19(3):785–794
[6] Lee SH, Gil YC, Choi YJ, Tansatit T, Kim HJ, Hu KS. Topographic anatomy of the superior labial artery for dermal filler injection. Plast Reconstr Surg. 2015; 135(2):445–450
[7] Cotofana S, Pretterklieber B, Lucius R, et al. Distribution Pattern of the Superior and Inferior Labial Arteries: Impact for Safe Upper and Lower Lip Augmentation Procedures. Plast Reconstr Surg. 2017; 139(5):1075–1082
[8] Lee SH, Lee HJ, Kim YS, Kim HJ, Hu KS. What is the difference between the inferior labial artery and the horizontal labiomental artery? Surg Radiol Anat. 2015; 37(8):947–953
[9] Pinar YA, Bilge O, Govsa F. Anatomic study of the blood supply of perioral region. Clin Anat. 2005; 18(5):330–339
[10] Edizer M, Mağden O, Tayfur V, Kiray A, Ergür I, Atabey A. Arterial anatomy of the lower lip: a cadaveric study. Plast Reconstr Surg. 2003; 111(7):2176–2181

13 Zona 4 de Perigo Facial – Região Nasolabial

Rod J. Rohrich ▪ Raja Mohan

Resumo

Este capítulo resume como injetar preenchedores de tecidos moles na região nasolabial. Os pacientes costumam relatar sulco nasolabial proeminente à medida que envelhecem, e uma opção de tratamento é a injeção de preenchedor de tecidos moles. A localização anatômica da artéria facial está estreitamente relacionada com a localização do sulco nasolabial. Apresentamos técnicas seguras para injeção do preenchedor de tecidos moles nessa região de modo a prevenir lesão inadvertida de qualquer dos vasos faciais maiores.

Palavras-chave: preenchedor, injetável, sulco nasolabial, região nasolabial, artéria facial.

> **Pontos-Chave para Maximizar a Segurança do Preenchedor na Região Nasolabial**
>
> - Use somente preenchedores reversíveis com ácido hialurônico aprovados pela FDA na maior parte das áreas da face.
> - Os preenchedores com ácido hialurônico são reversíveis se houver um problema vascular porque podem ser revertidos com hialuronidase.
> - Nos dois terços inferiores do sulco nasolabial, injete na derme profunda ou no plano subcutâneo superficial imediatamente medial ao sulco nasolabial (▶ **Fig. 13.1**).
> - Perto da base alar, injete pela via intradérmica ou no plano pré-periosteal. Use técnicas de injeção de depósito profundo adicional nas áreas periapicais (▶ **Fig. 13.1**).
> - Sempre use injeções delicadas com baixa pressão anterógradas/retrógradas com movimento constante em seringas de 1 mL.
> - Não injete ao longo da borda alar, nos sulcos alares ou na parede lateral nasal porque a vascularização é superficial nessas regiões.

13.1 Considerações de Segurança na Região Nasolabial

- Ao injetar na região nasolabial, é fundamental o conhecimento da profundidade e trajeto da artéria facial para prevenir complicações associadas à lesão intravascular (▶ **Fig. 13.2**).
- Nos dois terços inferiores do sulco nasolabial, o trajeto da artéria facial se situa **abaixo do músculo ou nos planos mais profundos acima do músculo** (▶ **Fig. 13.3**).
- A artéria se torna **superficial** no terço superior do sulco nasolabial e corre maior risco de lesão nesse nível (▶ **Fig. 13.3**) (**Vídeo 13.1**).
- Injeções subcutâneas no terço superior do sulco nasolabial podem levar à necrose dos tecidos moles das regiões alar ou malar se houver lesão intravascular (▶ **Fig. 13.4**).
- No terço superior do sulco nasolabial e superiormente a ele, injeções intravasculares na artéria angular poderiam resultar em embolia ocular (▶ **Fig. 13.4**).
- O sulco nasolabial é o **segundo mais** comum, entre os locais de injeção, como causa de necrose tecidual e o terceiro local mais comum como causador de perda visual.[1,2]

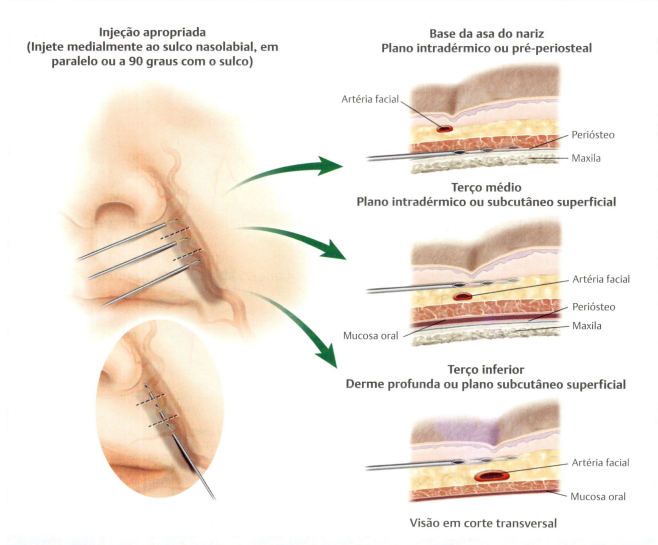

Fig. 13.1 Técnica apropriada de injeção no sulco nasolabial. A chave no aumento do sulco nasolabial é permanecer medial ao sulco para prevenir lesão inadvertida ou injeções na vascularização adjacente. No terço superior da zona nasolabial, as injeções devem ser feitas profundamente em um plano pré-periosteal, ou muito superficialmente em um plano intradérmico. A artéria se localiza no tecido subcutâneo. No terço médio, a artéria se localiza mais profunda; portanto, as injeções devem ser realizadas pela via intradérmica ou em um plano subcutâneo superficial. Por fim, no terço inferior da zona nasolabial, a artéria está no músculo ou entre o músculo e o tecido subcutâneo; portanto, recomendam-se injeções mais superficiais.

13.2 Anatomia Pertinente da Região Nasolabial

13.2.1 Músculos (▶ Fig. 13.2)

Orbicular da Boca
- Origina-se na maxila e na mandíbula.
- Insere-se na pele em torno da região perioral.
- A função é a contração labial.

Elevador do Lábio Superior
- Origina-se na pele e no músculo do lábio superior.
- Insere-se na margem infraorbital medial.
- Eleva o lábio superior.

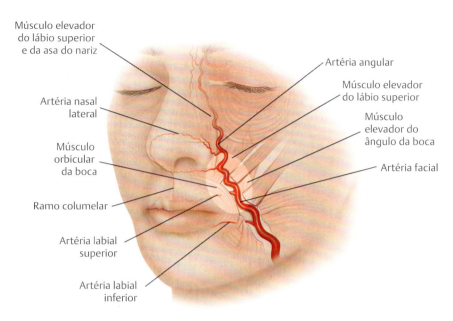

Fig. 13.2 Zona de perigo nasolabial. A zona de perigo nasolabial é destacada no diagrama. O trajeto tortuoso da artéria facial também é mostrado. Inferiormente, a artéria se localiza mais profundamente e se torna mais superficial perto da base alar. Sua localização se relaciona estreitamente com o sulco nasolabial; portanto, é preciso cuidado ao fazer o preenchimento do sulco. A artéria facial tem muitos ramos importantes, como a artéria labial inferior, a artéria labial superior e a artéria nasal lateral.

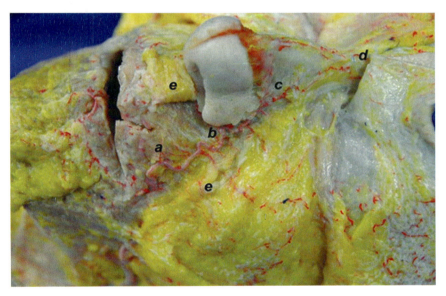

Fig. 13.3 Dissecção facial em cadáver, destacando detalhes da anatomia da artéria facial. Com o tecido subcutâneo **(e)** rebatido, vê-se a artéria facial **(a)** correndo no sulco nasolabial, por vezes no músculo, mas principalmente no plano entre o tecido subcutâneo e o músculo. A artéria se torna superficial **(b)** no terço superior do sulco nasolabial e corre risco durante injeções superficiais. Está demonstrada a transição da artéria facial para a artéria angular **(c)** e sua anastomose com a artéria nasal dorsal **(d)**. Vale observar que a artéria facial se situa aproximadamente 1,5 cm lateralmente à comissura.

Levantador do Lábio Superior e da Asa do Nariz

- Origina-se no osso nasal.
- Insere-se na narina e no lábio superior.
- Dilata a narina e eleva o lábio superior.

Levantador do Ângulo da Boca

- Origina-se na maxila.
- Insere-se no modíolo.
- Eleva o ângulo da boca para o sorriso.

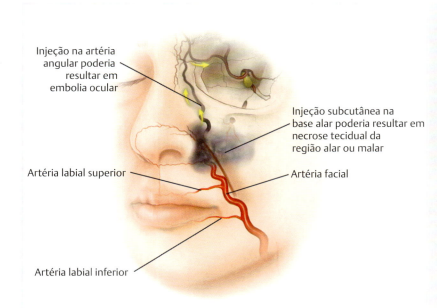

Fig. 13.4 Risco de injeção no sulco nasolabial. As rotas em potencial para embolização retrógrada aos vasos oftálmicos são mostradas na figura. Injeções superficialmente próximas da base alar poderiam resultar em depósitos na artéria angular, que podem migrar de maneira retrógrada. Injeções superficiais próximas da base alar também podem resultar em comprometimento vascular dos tecidos moles alares e malares.

13.2.2 Vasos (▶ Figs. 11.2 e ▶ 11.3)

Artéria Facial (Vídeo 11.1)

- A parte arterial da comissura oral até a base alar é denominada artéria facial e é adjacente ao sulco nasolabial. Fica aproximadamente a 1,5 cm lateralmente à comissura.
- A artéria facial pode ser medial (42,9%), lateral (23,2%) ou transversal (33,9%) ao sulco nasolabial.[3]
- Na transição do terço médio superior e do terço médio inferior do sulco nasolabial, a artéria facial está, em média, 1,7 mm medial e 0,3 mm medial ao sulco nasolabial nesses locais respectivos.[3]
- A artéria facial ramifica-se em artéria labial superior na comissura e continua superiormente.
- Na asa do nariz, a artéria facial se torna superficial e ramifica em artéria alar inferior e artéria nasal lateral.[4] Além da asa do nariz, é denominada artéria angular.
- Há padrões anatômicos alternativos, em que uma artéria facial ipsilateral duplicada pode ramificar-se inferiormente na face e ter um trajeto até a região infraorbital e atravessar medialmente para se tornar a artéria angular.[3,5,6]
- Há variações anatômicas em que a artéria angular está ausente ou origina-se da artéria oftálmica.[5]
- Entre a base alar e o modíolo, a artéria facial é superficial aos músculos da mímica (85,2%), completamente subcutânea (16,7%) ou profunda aos músculos da mímica (14,8%).[7]

Artéria Labial Superior

- Ramo da artéria facial que segue o lábio superior.
- Localizada entre as camadas muscular e mucosa.

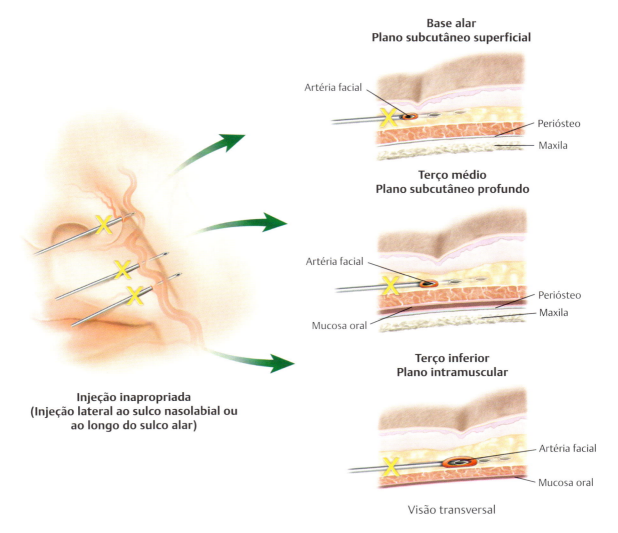

Fig. 13.5 Técnica inapropriada de injeção no sulco nasolabial. No terço superior da zona nasolabial, injeções superficiais no tecido subcutâneo oferecem maior risco de lesão da artéria facial. No terço médio, as injeções subcutâneas mais profundas colocam o vaso em risco de lesão, enquanto, no terço inferior, as injeções intramusculares ou mais profundas podem prejudicar a artéria facial. O objetivo é conhecer a anatomia transversal da artéria facial relativamente ao ponto de injeção para prevenir lesões.

Artéria Nasal Lateral
- Ramo da artéria facial que irriga a asa e o dorso do nariz.
- Anastomosa-se com o ramo nasal dorsal da artéria oftálmica.

13.3 Zonas de Perigo Vascular e Correlações Clínicas
- A artéria facial no terço superior do sulco nasolabial se torna superficial, o que a torna vulnerável a lesões com injeções relativamente superficiais (▶ **Fig. 13.5**).
- Nos dois terços inferiores do sulco nasolabial, injete medialmente ao nasolabial e lateralmente à comissura oral. Injete em um plano superficial relativamente ao trajeto tortuoso da artéria facial e não faça tratamento com correção excessiva do sulco nasolabial (**Vídeo 13.2**).

- No terço superior do sulco nasolabial, iniciando aproximadamente um dedo abaixo da asa do nariz, a artéria facial é mais superficial; portanto, injete em um plano muito profundo ou use um preenchedor superficial para abordar essa área (**Vídeo 13.2**).
- Use uma **técnica de injeção linear** para corrigir o sulco nasolabial inteiro e empregue uma **técnica transradial** em um plano mais profundo para o terço superior do sulco nasolabial (**Vídeo 13.2**).
- Em uma face mais cheia, a artéria facial é mais lateral no terço superior do sulco nasolabial e, numa face com mais hipoplasia periapical, a artéria facial é mais medial.

Referências Bibliográficas

[1] Ozturk CN, Li Y, Tung R, Parker L, Piliang MP, Zins JE. Complications following injection of soft-tissue fillers. Aesthet Surg J. 2013; 33(6):862–877
[2] Li X, Du L, Lu JJ. A Novel Hypothesis of Visual Loss Secondary to Cosmetic Facial Filler Injection. Ann Plast Surg. 2015; 75(3):258–260
[3] Yang HM, Lee JG, Hu KS, et al. New anatomical insights on the course and branching patterns of the facial artery: clinical implications of injectable treatments to the nasolabial fold and nasojugal groove. Plast Reconstr Surg. 2014; 133(5):1077–1082
[4] Nakajima H, Imanishi N, Aiso S. Facial artery in the upper lip and nose: anatomy and a clinical application. Plast Reconstr Surg. 2002; 109(3):855–861, discussion 862–863
[5] Kim YS, Choi DY, Gil YC, Hu KS, Tansatit T, Kim HJ. The anatomical origin and course of the angular artery regarding its clinical implications. Dermatol Surg. 2014; 40(10):1070–1076
[6] Niranjan NS. An anatomical study of the facial artery. Ann Plast Surg. 1988; 21(1):14–22
[7] Lee JG, Yang HM, Choi YJ, et al. Facial arterial depth and relationship with the facial musculature layer. Plast Reconstr Surg. 2015; 135(2):437–444

14 Zona 5 de Perigo Facial – Região Nasal

Rod J. Rohrich ▪ *Raja Mohan*

Resumo

Este capítulo resume como injetar preenchedores de tecidos moles no nariz. Muitos pacientes desejam uma rinoplastia sem se submeterem à cirurgia, e o conceito de "rinoplastia líquida" é o de melhorar a aparência do nariz usando preenchedor de tecidos moles. A região nasal é altamente vascular, de modo que, neste capítulo, apresentamos técnicas seguras para injeção que evitarão lesões nessas estruturas vasculares. A chave é permanecer de modo profundo durante a injeção.

Palavras-chave: preenchedor, injetável, nariz, região nasal, rinoplastia não invasiva.

Pontos-Chave para Maximizar a Segurança do Preenchedor na Região Nasal

- Recomenda-se o uso de preenchedores com ácido hialurônico, pois podem ser revertidos com hialuronidase. Use menos preenchedor hidrofílico para prevenir edema prolongado.
- Injete pequenas quantidades com passagem da agulha sequencialmente e massageie depois de cada injeção.
- Use a técnica de punção sequencial para a ponta e a asa do nariz (**Vídeo 14.1**).
- Injete sempre profunda e superiormente ao sulco alar para injeções laterais. Jamais injete na área do sulco alar em qualquer camada, pois essa é a localização da artéria nasal lateral (▶ **Fig. 14.1,** ▶ **Fig. 14.2,** ▶ **Fig. 14.3,** ▶ **Fig. 14.4**).
- Na linha média, mantenha as injeções em um plano profundo e evite lesão da vascularização superficial (▶ **Fig. 14.4**) (**Vídeo 14.1**).
- A válvula nasal interna pode ser alargada com pequenas injeções profundas na parte média da cúpula.
- Não injete ao longo da borda alar ou na parede lateral nasal porque a vascularização é superficial nessas regiões (▶ **Fig. 14.4**).
- Comprima as artérias nasal dorsal e angular ao realizar injeções adjacentes a esses vasos.
- Tenha cuidado em pacientes já submetidos a uma cirurgia de rinoplastia porque os planos anatômicos ficam distorcidos secundariamente ao processo de cicatrização.

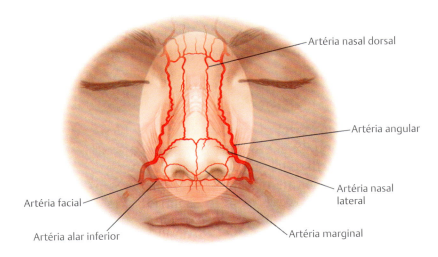

Fig. 14.1 Vasculatura da unidade estética nasal. A artéria facial tem um trajeto ascendente até se tornar a artéria angular. Ramos importantes da artéria facial incluem a artéria nasal lateral e a artéria alar inferior. O par de artérias nasais dorsais se localiza lateralmente à linha média ao longo do dorso do nariz.

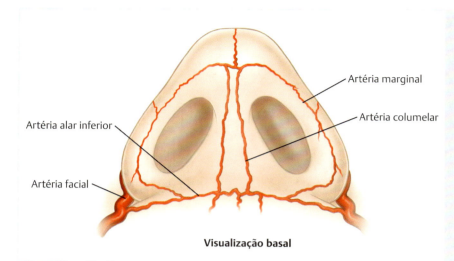

Fig. 14.2 Vascularização do nariz mostrada a partir de uma visualização basal. A artéria alar inferior é um ramo da artéria facial que tem um trajeto ao longo da base do nariz. A artéria columelar se origina como ramo da artéria alar inferior e é seccionada durante uma rinoplastia aberta. A artéria marginal corre superficialmente ao longo da borda alar.

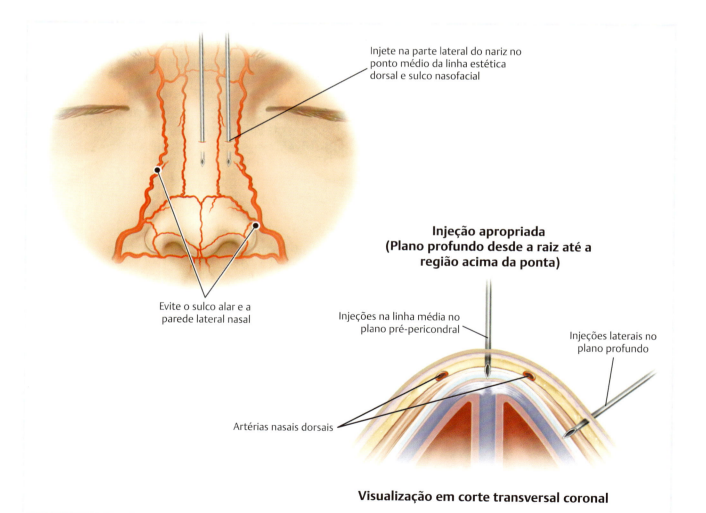

Fig. 14.3 Esquema da técnica de injeção apropriada. As injeções podem ser feitas profundamente na linha média a partir da raiz até a quebra acima da ponta para evitar injeção intravascular. Se as injeções forem realizadas lateralmente, serão realizadas profundamente no ponto médio da linha estética dorsal e no sulco nasofacial para prevenir lesão inadvertida da artéria nasal dorsal e da artéria angular.

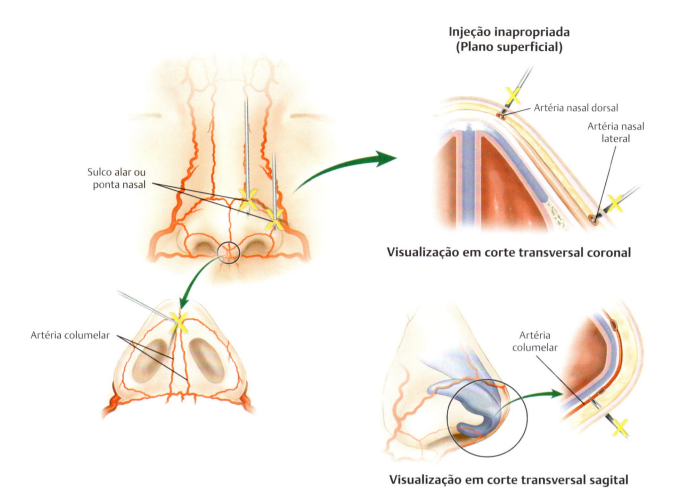

Fig. 14.4 Esquema de técnica de injeção inapropriada. As injeções em um plano superficial lateralmente à linha média colocam em risco a artéria nasal dorsal. As injeções em um plano superficial ao longo da parede lateral nasal colocam em risco a artéria angular. Injeções em um plano superficial ao longo do sulco alar podem comprometer a artéria nasal lateral. Por fim, injeções superficiais na linha média da ponta do nariz podem lesionar a artéria columelar.

14.1 Considerações de Segurança na Região Nasal

- As camadas do nariz são as seguintes: epiderme, derme, gordura subcutânea, músculo, fáscia, tecido areolar, pericôndrio/periósteo e cartilagem/osso[1] (▶ **Fig. 14.5** e ▶ **Fig. 14.6**).
- A vascularização no nariz se localiza superficialmente abaixo da derme. As injeções devem ser executadas profundamente às camadas musculoaponeuróticas (**Vídeo 14.2**).
- Não injete superficialmente no sulco alar ou na ponta do nariz (▶ **Fig. 14.4**).
- As injeções nasais são a principal causa de necrose tecidual e o segundo local mais comum a levar à perda visual (▶ **Fig. 14.7**).[2,3]

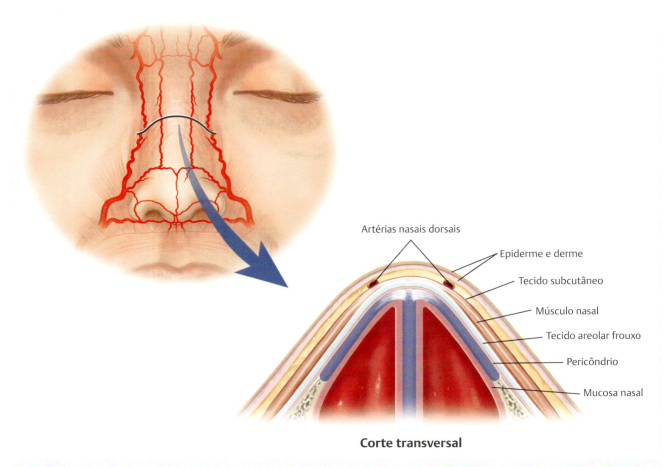

Fig. 14.5 Visualização frontal do nariz com corte transversal demonstrando as camadas do nariz. As camadas do nariz (de superficiais a profundas), na cúpula média, são as seguintes: epiderme, derme, tecido subcutâneo, músculo, tecido areolar frouxo e pericôndrio. Observe que as artérias nasais dorsais são laterais à linha média, tornando a linha média do nariz um local seguro para injeção desde a glabela até a quebra acima da ponta.

14.2 Anatomia Pertinente da Região Nasal

14.2.1 Músculos

Nasais

- Origina-se na maxila.
- Insere-se no osso nasal.
- A parte transversa comprime as narinas. A parte alar dilata as narinas.

Levantador do Lábio Superior e da Asa do Nariz

- Origina-se no osso nasal.
- Insere-se na narina e no lábio superior.
- Dilata a narina e eleva o lábio superior.

Abaixador do Septo Nasal

- Origina-se na maxila.
- Insere-se no septo nasal.
- Deprime o septo nasal.

Capítulo 14 ▪ Zona 5 de Perigo Facial – Região Nasal

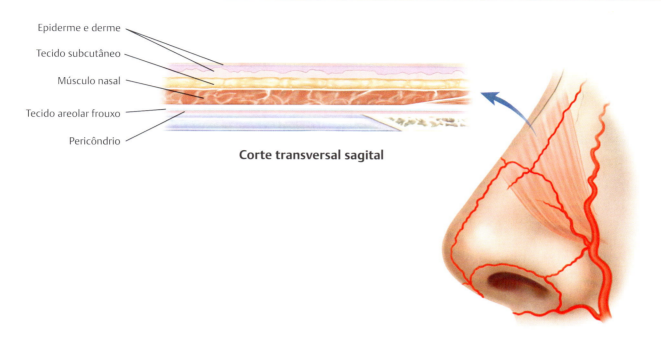

Fig. 14.6 Vista lateral do nariz com corte transversal sagital demonstrando as camadas do nariz. As camadas do nariz (de superficiais a profundas), na cúpula média, são as seguintes: epiderme, derme, tecido subcutâneo, músculo, tecido areolar frouxo e pericôndrio.

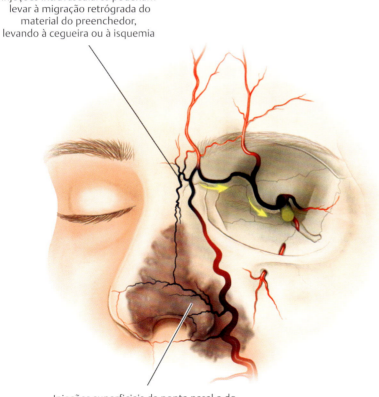

Injeções intravasculares poderiam levar à migração retrógrada do material do preenchedor, levando à cegueira ou à isquemia

Injeções superficiais da ponta nasal e do sulco alar podem levar à necrose da ponta e da asa do nariz respectivamente

Fig. 14.7 Anatomia vascular da região periocular e nasal. Há muitas vias em potencial para embolização retrógrada aos vasos oftálmicos, inclusive as artérias angular e nasal dorsal. Injeções superficiais na ponta nasal e no sulco alar podem resultar em comprometimento vascular da ponta nasal, asa do nariz, parede lateral, dorso e junção asa/face.

14.2.2 Vasos

Artéria Facial

- A parte arterial da comissura oral até a base alar é denominada artéria facial e fica adjacente ao sulco nasolabial. Está, aproximadamente, 1,5 cm lateralmente à comissura.
- Na asa do nariz, a artéria facial se torna superficial e se ramifica em artéria alar inferior e artéria nasal lateral (▶ **Fig. 14.1** e ▶ **Fig. 14.8**).[4]

Além da asa do nariz, passa a ser denominada artéria angular e tem um trajeto em direção ao canto medial, anastomosando-se com o sistema arterial nasal dorsal.

- A artéria facial está aproximadamente 3,2 mm lateralmente ao ponto mais lateral da asa do nariz.[4,5]

Artéria Alar Inferior e Artéria Nasal Lateral

- A artéria alar inferior tem um trajeto ao longo da margem inferior da narina, e a artéria nasal lateral (**Vídeo 14.2**) corre no plexo subdérmico superiormente ao sulco alar acima da cartilagem lateral inferior (▶ **Fig. 14.2**).[1,6,7,8]

Artéria Marginal

- Encontrada sobrejacente à cartilagem lateral inferior e se origina da artéria nasal lateral ou da artéria facial.[8]

Artéria Nasal Dorsal

- Origina-se da parte medial da órbita e tem um trajeto sobre o dorso do nariz, irrigando a ponta do mesmo (▶ **Fig. 14.5**).[6]
- Origina-se da artéria oftálmica.

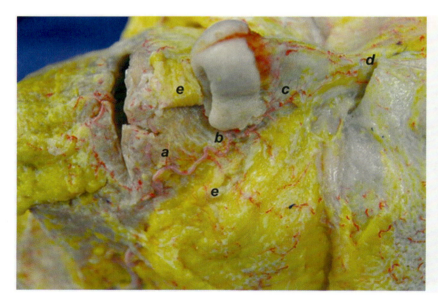

Fig. 14.8 Com o tecido subcutâneo **(e)** rebatido, a artéria facial **(a)** é vista correndo no sulco nasolabial esporadicamente no músculo, mas, na maioria das vezes, no plano entre o tecido subcutâneo e o músculo. A artéria se torna superficial **(b)** no terço superior do sulco nasolabial e corre risco durante injeções superficiais. Demonstra-se a transição da artéria facial para a artéria angular **(c)** e sua anastomose com a artéria nasal dorsal **(d)**. Vale observar que a artéria facial se situa aproximadamente 1,5 cm lateral à comissura.

14.3 Zonas de Perigo Vascular e Correlações Clínicas

- O plexo subdérmico é proeminente na ponta nasal, e os grandes sistemas arteriais e venosos da pele nasal são encontrados superficialmente à musculatura nasal (camada do sistema musculoaponeurótico superficial).[6]
- Injeções superficiais a ponta nasal e no sulco alar podem levar à necrose da ponta e da asa do nariz respectivamente (▶ **Fig. 14.9**).
- A vascularização do dorso, da ponta e das paredes laterais se anastomosam com artéria oftálmica. Qualquer injeção intravascular pode levar à migração retrógrada do material do preenchedor, o que levaria à cegueira ou à isquemia (▶ **Fig. 14.7**).
- Injeções laterais devem ser realizadas em uma camada profunda, 3 mm superior ao sulco alar.
- Injeções na linha média na ponta e no dorso devem ser profundas em um plano pré-pericondral ou pré-periosteal (**Vídeo 14.1**).

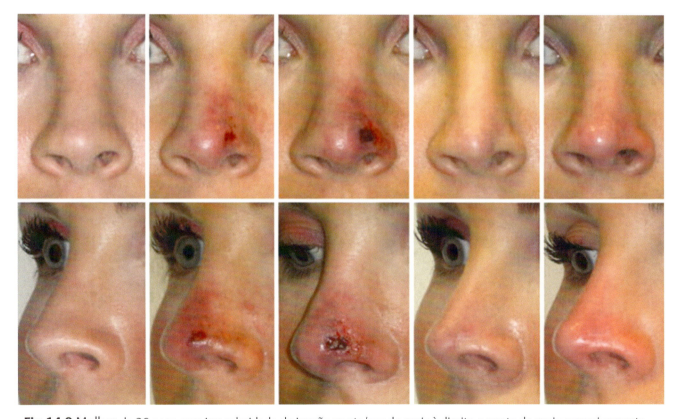

Fig.14.9 Mulher de 36 anos com irregularidade da junção ponta/asa do nariz à direita e ponta do nariz excessivamente reduzida depois de oito cirurgias prévias de rinoplastia. Foi injetado 0,1 mL de Juvéderm Voluma (Allergan, Inc.) para a junção ponta/asa à direita e 0,2 mL para a junção ponta/asa à esquerda e acima da ponta. Seis dias depois do procedimento, ela começou a mostrar sinais de necrose tecidual. Três injeções separadas, que ofereceram um total de 30 unidades de hialuronidase em 1,5 mL de lidocaína a 2%, foram injetadas em intervalos de 10 minutos à ponta nasal, asas, dorso e paredes laterais. A pacientes começou com o uso de 81 mg de aspirina por dia e com aplicação de nitropasta por via tópica a cada 8 horas. Iniciou-se o tratamento com oxigênio hiperbárico com um total de 12 sessões. Ao centro, ela é mostrada 8 dias depois do procedimento com a quantidade máxima de necrose tecidual que apresentou. Seu aspecto é mostrado 6 meses (*segunda a partir da direita*) após a injeção inicial e novamente (*direita*) depois da injeção de 0,1 mL de Juvéderm Refine à junção ponta/asa à direita e 0,05 mL à junção ponta/asa à esquerda ao longo de duas sessões em intervalos de 4 semanas. Tanto o tipo de produto como o volume injetado durante a sessão podem ter contribuído para essa complicação. (*Reproduzida com permissão de Rohrich R, Adams W, Ahmad J et al., ed. Dallas Rhinoplasty. Nasal Surgery by the Masters. 3rd Edition. Thieme; 2014.*)

Referências Bibliográficas

[1] Saban Y, Andretto Amodeo C, Hammou JC, Polselli R. An anatomical study of the nasal superficial musculoaponeurotic system: surgical applications in rhinoplasty. Arch Facial Plast Surg. 2008; 10(2):109–115

[2] Ozturk CN, Li Y, Tung R, Parker L, Piliang MP, Zins JE. Complications following injection of soft-tissue fillers. Aesthet Surg J. 2013; 33(6):862–877

[3] Li X, Du L, Lu JJ. A Novel Hypothesis of Visual Loss Secondary to Cosmetic Facial Filler Injection. Ann Plast Surg. 2015; 75(3):258–260

[4] Nakajima H, Imanishi N, Aiso S. Facial artery in the upper lip and nose: anatomy and a clinical application. Plast Reconstr Surg. 2002; 109(3):855–861, discussion 862–863

[5] Yang HM, Lee JG, Hu KS, et al. New anatomical insights on the course and branching patterns of the facial artery: clinical implications of injectable treatments to the nasolabial fold and nasojugal groove. Plast Reconstr Surg. 2014; 133(5):1077–1082

[6] Toriumi DM, Mueller RA, Grosch T, Bhattacharyya TK, Larrabee WF, Jr. Vascular anatomy of the nose and the external rhinoplasty approach. Arch Otolaryngol Head Neck Surg. 1996;122(1):24–34

[7] Rohrich RJ, Gunter JP, Friedman RM. Nasal tip blood supply: an anatomic study validating the safety of the transcolumellar incision in rhinoplasty. Plast Reconstr Surg. 1995; 95(5):795–799, discussion 800–801

[8] Saban Y, Andretto Amodeo C, Bouaziz D, Polselli R. Nasal arterial vasculature: medical and surgical applications. Arch Facial Plast Surg. 2012; 14(6):429–436

15 Zona 6 de Perigo Facial – Região Infraorbital

Rod J. Rohrich ▪ *Raja Mohan*

Resumo

Este capítulo resume como injetar preenchedores de tecidos moles na região infraorbital. Os pacientes costumam relatar um vazio na pálpebra inferior, compatível com uma deformidade na depressão lacrimal. Para camuflar a junção pálpebra/bochecha, apresentamos técnicas para preencher de forma segura a pálpebra inferior e a bochecha. O nervo e a artéria infraorbital estão localizados na região infraorbital, sendo essencial o conhecimento detalhado da anatomia para prevenir complicações devastadoras, como a cegueira.

Palavras-chave: preenchedor, injetável, região periorbital, depressão lacrimal, região infraorbital.

> **Pontos-Chave para Maximizar a Segurança do Preenchedor na Região Infraorbital**
>
> - Use preenchedores com baixo G' e menos preenchedores hidrófilos.
> - É melhor usar preenchedores de ácido hialurônico porque podem ser revertidos com a hialuronidase. Isso é especialmente importante na depressão lacrimal.
> - Injete pequenas quantidades com baixa pressão, sempre fazendo o procedimento de maneira retrógrada e anterógrada.
> - Evite injeções diretas profundas no local do forame infraorbital (▶ **Fig. 15.1** e ▶ **Fig. 15.2**). A melhor prática é injetar inferior e lateralmente à localização do forame.
> - Os pontos primários de injeção para a combinação seguem o arco zigomático e ficam ao longo da eminência malar (▶ **Fig. 15.3**). Pontos secundários de injeção ficam abaixo do arco zigomático, região inframalar e compartimentos de gordura superficiais da parte média da face (**Vídeo 15.1**).
> - Injete os dois terços laterais da depressão lacrimal a partir de uma direção lateral e permaneça em um plano profundo (pré-periosteal) (▶ **Fig. 15.4**).
> - Injete o terço medial da depressão lacrimal a partir de uma direção inferior, permanecendo em um plano profundo. Injete baixo volume em padrão com linhas cruzadas (**Vídeo 15.1**).

15.1 Considerações de Segurança na Região Infraorbital

- Ao injetar a região infraorbital, é necessário conhecer a profundidade da injeção e a anatomia da região para prevenir lesão vascular (▶ **Fig. 15.1**, ▶ **Fig. 15.2**).
- A cateterização da artéria infraorbital e injeção do preenchedor poderiam levar a complicações devastadoras de cegueira com migração retrógrada do preenchedor (▶ **Fig. 15.6**).
- Lesão do nervo infraorbital pode levar a alterações de sensibilidade e à dor.
- Avalie as proeminências malares e a depressão lacrimal para determinar onde o paciente será mais beneficiado pelo preenchedor injetável. A chave é intensificar sutilmente a área sem acrescentar volume demais.

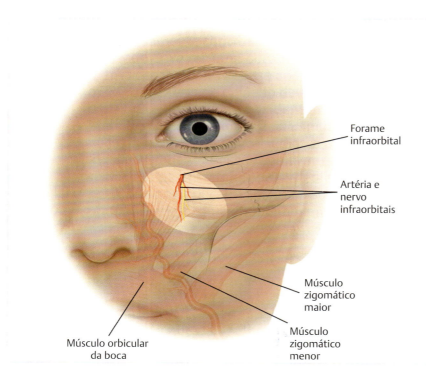

Fig. 15.1 Anatomia da região periocular. A artéria e nervo infraorbitais emanam do forame infraorbital.

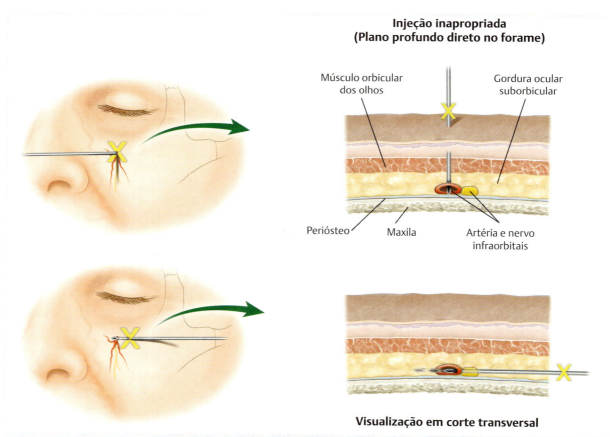

Fig. 15.2 Técnica inapropriada de injeção. Injeções diretas sobre o forame infraorbital não devem ser feitas. Além disso, injeções laterais não devem depositar o preenchedor perto do forame infraorbital. Deve-se ter muita cautela ao preencher a depressão lacrimal e não depositar preenchedor perto dela. Injeções intravasculares podem resultar em migração de êmbolos de maneira retrógrada para a artéria oftálmica.

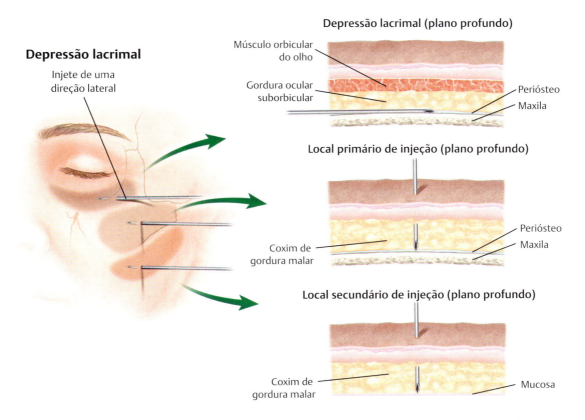

Fig. 15.3 Técnica de injeção na depressão lacrimal e na eminência malar. Ao injetar a partir da depressão lacrimal lateralmente, a agulha deve estar no plano pré-periosteal profundo. As injeções não devem ser realizadas adjacentes ao forame infraorbital. A eminência malar e a zigomática podem ser preenchidas lateralmente realizando-se injeções de depósito em um plano profundo. A agulha deve ficar perpendicular à superfície da pele para essas injeções criadoras de volume.

15.2 Anatomia Pertinente da Região Infraorbital

15.2.1 Músculos (▶ Fig. 15.1)

Orbicular da Boca

- Origina-se na maxila e na mandíbula.
- Insere-se na pele em torno da região perioral.
- Função é contração labial.

Zigomático Maior

- Origina-se no osso zigomático.
- Insere-se no modíolo.
- Eleva o lábio superior e o ângulo da boca.

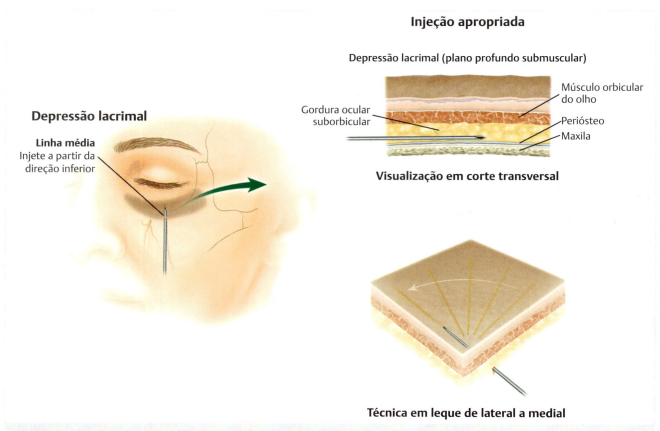

Fig. 15.4 Técnica de injeção na depressão lacrimal. Ao injetar a depressão lacrimal a partir de baixo, a trajetória da agulha deve ser lateral à localização do forame infraorbital. A agulha deve estar em um plano pré-periosteal profundo e deve efetuar manobras em leque lateralmente para adicionar mais volume. As injeções não devem ser realizadas perto do forame infraorbital.

Zigomático Menor
- Origina-se no zigoma.
- Insere-se no lábio superior.
- Eleva o lábio superior.

15.2.2 Vasos
Artéria/Nervo Infraorbitais
- O forame infraorbital se localiza aproximadamente 6,3 a 10,9 mm abaixo da borda infraorbital (▶ **Fig. 15.5**). Essa distância corresponde a aproximadamente 33 a 41% da distância entre os cantos[1-7] (**Vídeo 15.2**).
- O forame está a aproximadamente 25,7 a 27,1 mm da linha média nos homens e a 24,2 a 26,8 mm nas mulheres.[2-6]
- Em 30% das vezes, o forame infraorbital está no mesmo plano vertical que o forame supraorbital.[2]
- O forame também está alinhado com os seguintes dentes: pré-molar, segundo pré-molar, caninos.[2,3]
- Alguns pacientes têm múltiplos forames.[1,4,8]

Pontos verticais de referência do forame infraorbital

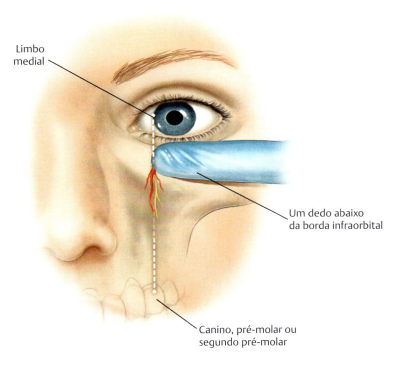

Fig. 15.5 Forame infraorbital. O forame se localiza aproximadamente um dedo abaixo da borda infraorbital. Uma linha vertical traçada do limbo medial ajuda a determinar sua localização. Ao preencher a depressão lacrimal ou a eminência malar, deve-se ter cautela e manter em mente onde se localiza o forame infraorbital.

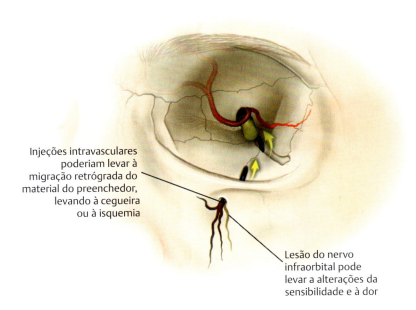

Fig. 15.6 Vias em potencial para embolização retrógrada para os vasos oftálmicos. Injeções intravasculares na artéria infraorbital podem migrar, de maneira retrógrada, e levar à cegueira ou à isquemia. Pressão ou lesão do nervo infraorbital pode induzir parestesias e dormência.

15.3 Zonas de Perigo Vascular e Correlações Clínicas

- O forame infraorbital está alinhado com o limbo medial em plano vertical. Está aproximadamente um dedo abaixo da borda infraorbital (▶ **Fig. 15.5**).
- Mantenha as medidas anatômicas em mente ao injetar a região infraorbital.
- Injeções na região infraorbital devem ser laterais à localização do forame infraorbital.
- Injeções mediais à localização da região infraorbital devem ser abordadas com cautela. Preenchedor nessa área pode ser acrescentado profundamente e empurrado medialmente, se necessário.
- A veia facial é lateral ao forame infraorbital e se localiza mais superficialmente. Evite injeção nessa veia, permanecendo profundamente a ela (**Vídeo 15.2**).

Referências Bibliográficas

[1] Canan S, Asim OM, Okan B, Ozek C, Alper M. Anatomic variations of the infraorbital foramen. Ann Plast Surg. 1999; 43(6):613–617
[2] Aziz SR, Marchena JM, Puran A. Anatomic characteristics of the infraorbital foramen: a cadaver study. J Oral Maxillofac Surg. 2000; 58(9):992–996
[3] Raschke R, Hazani R, Yaremchuk MJ. Identifying a safe zone for midface augmentation using anatomic landmarks for the infraorbital foramen. Aesthet Surg J. 2013; 33(1):13–18
[4] Aggarwal A, Kaur H, Gupta T, et al. Anatomical study of the infraorbital foramen: A basis for successful infraorbital nerve block. Clin Anat. 2015; 28(6):753–760
[5] Cutright B, Quillopa N, Schubert W. An anthropometric analysis of the key foramina for maxillofacial surgery. J Oral Maxillofac Surg. 2003; 61(3):354–357
[6] Hwang SH, Kim SW, Park CS, Kim SW, Cho JH, Kang JM. Morphometric analysis of the infraorbital groove, canal, and foramen on three-dimensional reconstruction of computed tomography scans. Surg Radiol Anat. 2013; 35(7):565–571
[7] Liu DN, Guo JL, Luo Q, et al. Location of supraorbital foramen/notch and infraorbital foramen with reference to soft- and hard-tissue landmarks. J Craniofac Surg. 2011; 22(1):293–296
[8] Agthong S, Huanmanop T, Chentanez V. Anatomical variations of the supraorbital, infraorbital, and mental foramina related to gender and side. J Oral Maxillofac Surg. 2005; 63(6):800–804

Parte III
Dispositivos Baseados em Energia

Erez Dayan ▪ *Rod J. Rohrich*

E. Victor Ross

16 Maximizando a Segurança com *Lasers* Ablativos — 115

17 Maximizando a Segurança com *Lasers* Não Ablativos — 120

18 Ácido Tricloroacético Combinado com a Segurança do Esfoliante Químico de Jessner — 122

19 Maximizando a Segurança com os Dispositivos Baseados em Radiofrequência — 125

20 Maximizando a Segurança com a Criolipólise — 130

21 Maximizando a Segurança com o Microagulhamento — 133

16 Maximizando a Segurança com *Lasers* Ablativos

E. Victor Ross ■ Erez Dayan ■ Rod J. Rohrich

Resumo

Os *lasers* estão entre as ferramentas mais precisas e poderosas disponíveis no rejuvenescimento facial. Por meio da fototermólise seletiva, os *lasers* são capazes de atingir os cromóforos teciduais específicos com base no comprimento de onda de absorção (p. ex., hemoglobina, água, melanina). A tecnologia e a segurança do *laser* evoluíram significativamente desde o desenvolvimento do *laser* de CO_2 de onda contínua em 1964, que apresentava menos controle dos parâmetros de energia, levando à lesão e cicatrizes frequentes. O modo pulsado (e os *lasers* em superpulso e ultrapulso subsequentes) foi um avanço significativo na segurança e eficácia. Essa tecnologia utiliza os obturadores eletrônicos para interromper a onda contínua de energia em pulsos, limitando assim o dano térmico. A introdução do *laser* Er:YAG na metade dos anos 1990 ofereceu a absorção mais seletiva da água (12-18 ×) que os *lasers* de CO_2 com menos lesão colateral por calor em tecidos circundantes.

Talvez o avanço moderno mais significativo na segurança e eficácia dos *lasers* tenha sido a evolução do *laser* fracionado em 2003. A termólise fracionada promove a repavimentação (*resurfacing*) das zonas de microtratamento (MTZ) dentro de uma área-alvo (geralmente 20%); é realizada a manutenção da epiderme e derme interveniente não lesionada, preservando a função de barreira da pele enquanto acelera a reepitelialização.

Palavras-chave: laser, fototermólise seletiva, repavimentação (*resurfacing*) com *laser*, ablação, repavimentação (*resurfacing*) da pele, *laser* fracionado, *laser* de CO_2, Er, *laser* YAG.

> **Pontos-Chave**
>
> - Os *lasers* ablativos mais comuns utilizados na estética facial são CO_2 e Er:YAG. Ambos têm como alvo a água como um cromóforo. O Er:YAG é mais específico (12-18 ×), levando a menos dissipação do calor circundante e dano colateral do tecido.[1-5]
> - O objetivo do *laser* ablativo é eliminar ou reduzir o colágeno lesionado e estimular a formação de novo colágeno e o remodelamento por meio de uma combinação de vaporização tecidual e desnaturação do colágeno secundária ao dano térmico.[6-8]
> - Os *lasers* ablativos fracionados levam às zonas microtérmicas da lesão, com áreas circundantes que atingem temperaturas de 55-62° C. Isso promove a desnaturação do colágeno existente, acarretando neocolagênese, elastogênese e remodelamento.[1,9-11]
> - Os *lasers* ablativos podem ser utilizados em pacientes de todos os tipos de pele; contudo, para evitar a hipo ou hiperpigmentação permanente e a cicatrizes, o tratamento deve ser evitado ou abordado com extrema cautela em pacientes com mais pele do tipo III, segundo a classificação de Fitzpatrick.[9,10]

16.1 Considerações de Segurança

- *Laser* de CO_2 (10.600 nm).
- *Lasers* de CO_2 têm limiar de ablação maior que *lasers* de érbio, o que significa que o aquecimento térmico mais elevado é necessário para alcançar o efeito.[9,10]
- A ablação é alcançada em 5 J/cm² para *lasers* de CO_2 com área de aquecimento residual de 70-150 μm.[9,10]

- A profundidade de ablação depende do número de passes, a fluência, a duração do pulso e a quantidade de tempo de resfriamento entre os passes.[1,11]
- À medida que mais passes do *laser* de CO_2 são realizados, menos água (cromóforo alvo) está presente para ser vaporizado. Isso leva ao acúmulo de calor adicional e aumento potencial de lesão/formação de cicatriz por lesão térmica.
- O desfecho clínico depende da avaliação de cor do tecido (como nas esfoliações químicas) em vez de sangramento dérmico.[1,6,11,12]
- Os *lasers* de CO_2 fracionados permitem a criação de zonas microtérmicas (MTZ) do dano tecidual pixelado na derme subjacente, deixando os elementos epidérmicos intactos. Isso permite a reepitelialização mais rápida e o remodelamento do colágeno dérmico. Portanto, múltiplos tratamentos podem ser obtidos com menos risco de alterações na pigmentação. A densidade de cobertura varia de 10 a 60% por passe dependendo da área que está sendo tratada.[3]

16.2 *Laser* Er:YAG (2.950 nm)

- O *laser* Er:YAG tem o mesmo cromóforo como o *laser* de CO_2 (água), mas é mais específico, levando a menos difusão térmica e, teoricamente, ao aumento na segurança.[13,14]
- A ablação é alcançada em 0,5 J/cm^2 para *lasers* de érbio com uma área de 5-20 μm de aquecimento residual.[13,14]
- Em decorrência da menor geração de calor comparada ao *laser* de CO_2, o *laser* de érbio não tem o mesmo efeito no remodelamento/deposição de colágeno e não é tão eficaz para a redução da flacidez da pele.[2,13,15]
- Os *lasers* de érbio apresentam menos profundidade de penetração em comparação com os *lasers* de CO_2 e são, frequentemente, utilizados para tratar áreas mais superficiais (p. ex., lesões epidérmicas, dano actínico, despigmentação). No entanto, com fluência maior em múltiplos passes, podem atingir profundidades de repavimentação muito profundas e causar formação de cicatrizes.
- O desfecho clínico é o sangramento dérmico papilar puntiforme e o aspecto fragmentado da derme. Com esse *laser*, especificamente, as durações do pulso são aumentadas e coagulação significativa pode ser obtida de modo semelhante ao que é observado com o *laser* de CO_2.

16.3 Anatomia Pertinente

- Zonas seguras para a repavimentação ablativa com *laser* (fracionada ou contínua) incluem áreas com derme mais espessa e ampla perfusão, incluindo a porção central das bochechas, a testa e o nariz (▶ **Fig. 16.1**). Múltiplos passes podem ser aplicados nessas áreas para atingir resultados ideais.
- Zonas de perigo incluem áreas com derme mais fina ou áreas que podem ser comprometidas durante a cirurgia (p. ex., em um procedimento de *lifting* da face/*lifting* do pescoço) e incluem: pescoço, região superior do tórax, pálpebras e áreas periorbitais (▶ **Fig. 16.1**).

16.4 Pontos Técnicos

- Em áreas que apresentam derme mais fina ou que foram comprometidas, o *laser* é orientado, obliquamente, para diminuir o grau de ablação (▶ **Fig. 16.2**). As configurações também podem ser reduzidas nessas áreas (de 30-50%) para evitar o aquecimento em massa e a formação de cicatriz.

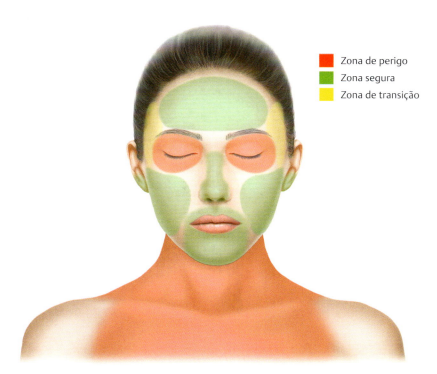

Fig. 16.1 Zonas seguras e zonas de perigo para a repavimentação (*resurfacing*) ablativa com *laser*.

- 🟥 Zona de perigo
- 🟩 Zona segura
- 🟨 Zona de transição

Fig. 16.2 Técnica para maximizar a segurança ao aplicar o *laser* após *lifting* da face/*lifting* do pescoço.

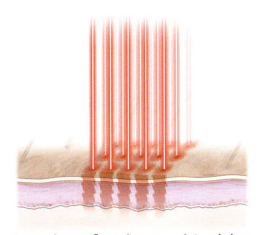

Orientação e configurações características do *laser*

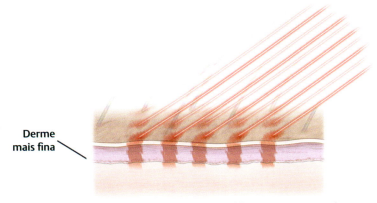

Diminuir as configurações do *laser* e orientar obliquamente para reduzir o grau de ablação

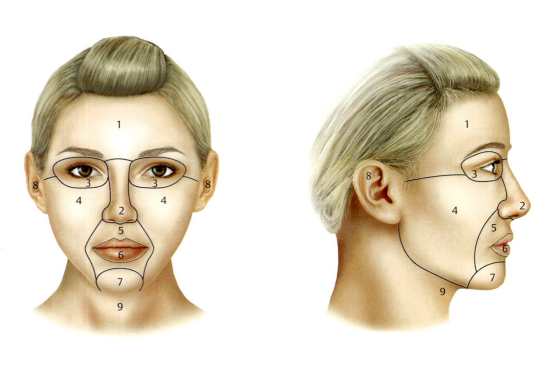

Fig. 16.3 Unidades estéticas da face.

- As unidades estéticas são tratadas e camufladas entre si para evitar pontos de transição perceptíveis (▶ **Fig. 16.3**).
- As áreas tratadas são examinadas continuamente até o tecido tornar-se branco/amarelo (CO_2) ou a sangramento petequial da derme papilar for observada (Er:YAG) como desfecho clínico.
- O tratamento local pode ser utilizado para tratar as rugas mais profundas (geralmente na região perioral).

Referências Bibliográficas

[1] Duplechain JK, Rubin MG, Kim K. Novel post-treatment care after ablative and fractional CO2 *laser* resurfacing. J Cosmet Laser Ther. 2014; 16(2):77–82
[2] El-Domyati M, Abd-El-Raheem T, Abdel-Wahab H, et al. Fractional versus ablative erbium: yttrium-aluminum-garnet *laser* resurfacing for facial rejuvenation: an objective evaluation. J Am Acad Dermatol. 2013; 68(1):103–112
[3] Griffin D, Brelsford M, O'Reilly E, Stroup SP, Shumaker P. Ablative Fractional Laser Resurfacing: A Promising Adjunct to Surgical Reconstruction. Mil Med. 2016; 181(6):e616–e620
[4] Burns C, Basnett A, Valentine J, Shumaker P. Ablative fractional *laser* resurfacing: A powerful tool to help restore form and function during international medical exchange. Lasers Surg Med. 2017; 49(5):471–474
[5] Hassan KM, Benedetto AV. Facial skin rejuvenation: ablative *laser* resurfacing, chemical peels, or photodynamic therapy? Facts and controversies. Clin Dermatol. 2013; 31(6):737–740
[6] Clementoni MT, Lavagno R, Munavalli G. A new multi-modal fractional ablative CO2 *laser* for wrinkle reduction and skin resurfacing. J Cosmet Laser Ther. 2012; 14(6):244–252
[7] Çalıskan E, Açıkgöz G, Tunca M, Koç E, Arca E, Akar A. Treatment of lipoid proteinosis with ablative Er:YAG *laser* resurfacing. Dermatol Ther (Heidelb). 2015; 28(5):291–295
[8] Cohen JL, Ross EV. Combined fractional ablative and nonablative *laser* resurfacing treatment: a split-face comparative study. J Drugs Dermatol. 2013; 12(2):175–178

[9] Rohrich RJ, Gyimesi IM, Clark P, Burns AJ. CO_2 laser safety considerations in facial skin resurfacing. Plast Reconstr Surg. 1997; 100(5):1285–1290

[10] Schwartz RJ, Burns AJ, Rohrich RJ, Barton FE, Jr, Byrd HS. Long-term assessment of CO_2 facial laser resurfacing: aesthetic results and complications. Plast Reconstr Surg. 1999;103(2):592–601

[11] Tierney EP, Hanke CW, Petersen J. Ablative fractionated CO_2 laser treatment of photoaging: a clinical and histologic study. Dermatol Surg. 2012; 38(11):1777–1789

[12] Cartee TV, Wasserman DI. Commentary: Ablative fractionated CO2 laser treatment of photoaging: a clinical and histologic study. Dermatol Surg. 2012; 38(11):1790–1793

[13] Farshidi D, Hovenic W, Zachary C. Erbium:yttrium aluminum garnet ablative laser resurfacing for skin tightening. Dermatol Surg. 2014; 40(Suppl 12):S152–S156

[14] Lee SJ, Kang JM, Chung WS, Kim YK, Kim HS. Ablative non-fractional lasers for atrophic facial acne scars: a new modality of erbium:YAG laser resurfacing in Asians. Lasers Med Sci. 2014; 29(2):615–619

[15] Tao J, Champlain A, Weddington C, Moy L, Tung R. Treatment of burn scars in Fitzpatrick phototype III patients with a combination of pulsed dye laser and non-ablative fractional resurfacing 1550 nm erbium:glass/1927 nm thulium laser devices. Scars Burn Heal. 2018;4:2059513118758510

17 Maximizando a Segurança com *Lasers* Não Ablativos

E. Victor Ross ▪ Erez Dayan ▪ Rod J. Rohrich

Resumo

Os *lasers* não ablativos são comumente utilizados para tratar uma variedade de condições, como discromia, rítides finas, cicatrizes de acne, tatuagens, cicatrizes de queimaduras, remoção capilar e estrias. Por meio da fototermólise seletiva, os lasers são capazes de atingir os cromóforos teciduais específicos com base no comprimento de onda de absorção (p. ex., hemoglobina, água, melanina), enquanto são minimamente absorvidos pelo tecido não alvo adjacente. O objetivo da repavimentação (*resurfacing*) não ablativa com *laser* e sua diferença primária comparada aos *lasers* ablativos é restaurar o colágeno lesionado sem causar o dano ou a remoção da epiderme sobrejacente. Os *lasers* não ablativos geralmente levam a um tempo menor de inatividade em comparação aos tratamentos ablativos com *laser*, mas também estão associados a resultados menos drásticos.

Palavras-chave: laser, fototermólise seletiva, repavimentação (*resurfacing*) com *laser*, *laser* não ablativo, *lasers* infravermelhos médios, Nd, *laser* YAG, Nd Q-*Switched*, *laser* YAG, *laser* diodo, Fraxel®, remoção de tatuagem, redução capilar.

> **Pontos-Chave**
>
> - Os *lasers* não ablativos mais comuns utilizados na estética facial incluem: Nd:YAG, Q-*switched* Nd:YAG, Diodo, *Erbium glass* fracionado, luz visível e dispositivos de luz intensa pulsada.[1-4]
> - *Lasers* não ablativos são variável e moderadamente eficazes em reduzir as rítides finas. As rítides mais profundas são difíceis de melhorar e podem necessitar de *lasers* ablativos, esfoliação química e/ou preenchimento de tecidos moles.[3,5,6]

17.1 Considerações de Segurança

- O equipamento de segurança específico em relação ao comprimento de onda (p. ex., proteção dos olhos) é necessário. Quando realizado na sala de operação, um tubo endotraqueal seguro para execução do *laser* deve ser utilizado e a FiO_2 mais baixa possível deve ser considerada. Toalhas úmidas são aplicadas ao redor da área de tratamento para absorver a energia do calor e reduzir o risco de incêndio.[4,7]
- Uma área teste pode ser utilizada para identificar o fluxo ideal para a pele do paciente.
- Geralmente não existem limites visíveis para *lasers* não ablativos utilizados para o tratamento de rítides.[8-10]
- Para lesões hipervasculares, o limite do tratamento é a púrpura leve, um azulado persistente dos vasos ou estenose dos vasos.[1,7]
- Para a remoção da tatuagem, limite máximo do tratamento é o clareamento da pele.[11]
- A hipopigmentação (10-20%) pode ser causada pela destruição de melanócitos secundária à lesão por calor. Isso é frequentemente transitório e autolimitado. Raramente a hipopigmentação tardia pode-se manifestar 6-12 meses após o tratamento.[1]

- A cicatrização é rara com *lasers* não ablativos. A presença de vesículas pode ocorrer e normalmente é tratada com a pomada antibiótica até a resolução completa.[3,4,7,10]

17.2 Correlações Clínicas

- Cicatrizes: os tratamentos combinados de diferentes *lasers* não ablativos podem ser mais eficazes. Por exemplo, os *lasers* fracionados melhoram a maleabilidade da cicatriz, enquanto o *laser* de corante pulsado (PDL) ou a luz intensa pulsada (IPL) servem para melhorar o eritema, a hipervascularização e a discromia.
- Discromia: os lentigos são tratados com *lasers* que têm como alvo a melanina como cromóforo. Esses *lasers* incluem os *lasers* Q-*switched*, como o *laser* de 532 nm, o *laser* de rubi e o *laser* de alexandrita de 755 nm. As tecnologias mais longas pulsadas incluem ampla variedade de dispositivos de luz visível, do *laser* KTP de longo pulso de 532 nm ao *laser* de corante pulsado e finalmente o IPL.
- Hipervascularidade: PDL, *laser* KTP de 532 nm e IPL são todos eficazes. O PDL pode ser utilizado com configurações de cor púrpura e não púrpura.
- Remoção de tatuagem: os *lasers* não ablativos rompem partículas grandes em menores, que por sua vez são fagocitadas por macrófagos. O *laser* ideal depende da cor da tatuagem, mas os *lasers* Q-*switched* são ideais para a remoção da tatuagem. Os pacientes devem estar cientes de que vários tratamentos podem ser necessários (o máximo de 10-15 em alguns casos).
- Redução capilar: *lasers* que têm como alvo a melanina na papila dérmica para a destruição do folículo capilar. Geralmente, os lasers utilizados incluem 810 diodos, 755 alexandritas e 1064 Nd:YAG. O IPL também é eficaz para muitos pacientes. A redução do cabelo com *laser* é mais eficaz em pacientes com pele clara e cabelo escuro.

Referências Bibliográficas

[1] Ang P, Barlow RJ. Nonablative laser resurfacing: a systematic review of the literature. Clin Exp Dermatol. 2002; 27(8):630–635
[2] Goldberg DJ. Nonablative laser technology Radiofrequency. Aesthet Surg J. 2004;24(2):180–181
[3] Hardaway CA, Ross EV. Nonablative laser skin remodeling. Dermatol Clin. 2002; 20(1):97–111, ix
[4] Pozner JN, Goldberg DJ. Nonablative laser resurfacing: state of the art 2002. Aesthet Surg J. 2002; 22(5):427–434
[5] Doshi SN, Alster TS. 1,450 nm long-pulsed diode laser for nonablative skin rejuvenation. Dermatol Surg. 2005; 31(9 Pt 2):1223–1226, discussion 1226
[6] Karmisholt KE, Banzhaf CA, Glud M, et al. Laser treatments in early wound healing improve scar appearance: a randomized split-wound trial with nonablative fractional laser exposures vs. untreated controls. Br J Dermatol. 2018; 179(6):1307–1314
[7] Narurkar VA. Nonablative fractional laser resurfacing. Dermatol Clin. 2009; 27(4):473–478, vi
[8] Ross EV. Nonablative laser rejuvenation in men. Dermatol Ther. 2007; 20(6):414–429
[9] Weiss RA, McDaniel DH, Geronemus RG. Review of nonablative photorejuvenation: reversal of the aging effects of the sun and environmental damage using laser and light sources. Semin Cutan Med Surg. 2003; 22(2):93–106
[10] Williams EF, III, Dahiya R. Review of nonablative laser resurfacing modalities. Facial Plast Surg Clin North Am. 2004; 12(3):305–310, v
[11] Naga LI, Alster TS. Laser Tattoo Removal: An Update. Am J Clin Dermatol. 2017; 18(1):59–65

18 Ácido Tricloroacético Combinado com a Segurança do Esfoliante Químico de Jessner

Erez Dayan ▪ Rod J. Rohrich

Resumo

O ácido tricloroacético (TCA) é um agente versátil, sendo eficaz, em concentrações variáveis, no tratamento de um espectro de rítides faciais. O TCA é comumente empregado em uma concentração de 30 a 35% para alcançar descamação de profundidade média na derme reticular superior. A adição da solução de Jessner antes da aplicação do esfoliante TCA leva à remoção parcial da epiderme, permitindo a penetração mais profunda do TCA. Essa combinação é benéfica, pois concentrações menores de TCA podem ser utilizadas na mesma intensidade de esfoliação, minimizando as complicações, como a formação de cicatriz.

Palavras-chave: ácido tricloroacético, TCA, esfoliante químico, rejuvenescimento facial, repavimentação (*resurfacing*) da pele.

> **Pontos-Chave para Maximizar a Segurança da Esfoliação Química**
>
> - O tipo de esfoliante químico selecionado é baseado na profundidade de penetração necessária para tratar de forma eficaz uma determinada condição, assim como o tipo e a espessura da pele. Sendo assim, os esfoliantes químicos são frequentemente classificados com base na profundidade de penetração (superficial, média e profunda) (▶ **Tabela 18.1**).
> - O TCA geralmente é utilizado em uma concentração de 30 a 35% para atingir uma esfoliação de profundidade média na derme reticular superior.
> - Vários fatores além da concentração de TCA contribuem para a profundidade de esfoliação obtida, como o preparo da pele, tipo de pele no pré-tratamento e método de aplicação.

▶ **Tabela 18.1** Tipos de esfoliantes químicos e profundidade da penetração

	Profundidade da penetração	Agente esfoliante	Condições
Superficial	Estrato córneo até a derme papilar (60 μm)	▪ Alfa-hidroxiácidos ▪ Beta-hidroxiácidos ▪ Solução de Jessner	▪ Fotoenvelhecimento leve ▪ Cicatrização leve da acne ▪ Distúrbios pigmentares
Média	Derme papilar até a derme reticular superior (450 μm)	▪ TCA 35-50% ▪ TCA 35% + ácido glicólico a 70% ▪ TCA 35% + solução de Jessner	▪ Fotoenvelhecimento leve a moderado ▪ Ceratose actínica ▪ Rítides finas ▪ Lentigos solares ▪ Distúrbios pigmentares
Profunda	Derme reticular média em 600 μm	▪ Baker-Gordon ▪ TCA > 50%	▪ Fotoenvelhecimento grave ▪ Distúrbios pigmentares ▪ Tumores de pele pré-malignos ▪ Cicatrizes

18.1 Considerações de Segurança

- Uma história cuidadosa e o exame físico permitem ao médico determinar a elegibilidade do paciente (▶ **Tabela 18.2**).
- A preferência do autor sênior (R.J.R.) é realizar o pré-tratamento de todos os pacientes por 4 a 6 semanas antes da esfoliação química.[1,2] Esse regime inclui a tretinoína tópica (0,05-0,1%), a hidroquinona (2-4%), o protetor solar e o alfa-hidroxiácido (4-10%). O pré-tratamento melhora a tolerância da pele, regula a função dos fibroblastos e de melanócitos, melhora a circulação da derme e permite a cura da pele tratada em 3 a 4 dias mais rapidamente em razão da divisão celular aumentada e a formação de novo colágeno.[1,3,4]
- A segurança e a consistência são priorizadas para assegurar os resultados ideais. No caso de esfoliante de TCA a 35% combinado com a solução de Jessner, esse procedimento inicia-se com uma configuração de quatro lâminas claramente marcadas na ordem da esquerda para a direita na sequência apropriada de uso.
- As lâminas são preenchidas pelo cirurgião da operação com:
  1. Álcool etílico a 70% (limpeza).
  2. Acetona (agente desengordurante).
  3. Solução de jessner (fornece uma esfoliação superficial uniforme).
  4. Solução de ácido TCA a 35%.[1]
- A adição de solução de Jessner antes da aplicação de esfoliante TCA leva à remoção parcial da epiderme, permitindo a penetração mais profunda do TCA. Essa combinação é benéfica, pois concentrações mais baixas de TCA podem ser utilizadas para a mesma profundidade de esfoliação, minimizando complicações, como a formação de cicatriz.[4]
- Todos os pacientes recebem um tratamento com antibióticos profiláticos por 24 horas. O aciclovir é iniciado 2 dias antes da esfoliação química e mantido por 5 dias após o uso de esfoliante em paciente com história prévia de lesões herpéticas.

18.2 Zonas de Perigo e Correlações Clínicas

- As zonas seguras incluem áreas com derme mais espessa e ampla perfusão, incluindo a porção central das bochechas, a testa e o nariz. Múltiplos passes de TCA podem ser aplicados para alcançar resultados ideais. (▶ **Fig. 18.1**).

▶ **Tabela 18.2** Indicações e contraindicações do esfoliante químico

Indicações do esfoliante químico	Contraindicações
Rítides superficiais ou profundas/fotoenvelhecimento	Terapia com isorretinoína nos 6 meses anteriores
Lesões pré-neoplásicas ou neoplásicas (p. ex., ceratose actínica e lentigos)	Ausência de unidades pilossebáceas na face
Doença de pele subjacente (p. ex., acne)	Infecção ou feridas abertas (herpes, cistos abertos da acne)
Discromias pigmentares	Procedimento de repavimentação ou *resurfacing* médio ou profundo em 3-12 meses*
	Cirurgia facial recente envolvendo descolamento*
	História de exposição radioativa terapêutica
	Peles dos tipos IV, V e VI, segundo classificação de Fitzpatrick*

*Contraindicação relativa.

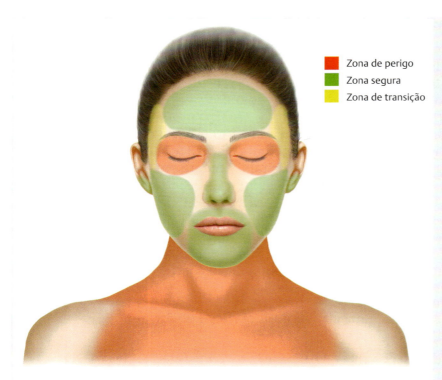

Fig. 18.1 Zonas seguras para a esfoliação química (*verde*) são áreas com derme mais espessa. Deve-se ter cautela nas zonas de transição (*amarelo*) e de perigo (*vermelho*) que apresentam derme mais fina.

- Zonas de perigo incluem áreas com derme mais fina ou áreas que podem estar descoladas durante a cirurgia (p. ex., descoladas da face ou do pescoço) e incluem o pescoço, região superior do tórax, pálpebras e áreas periorbitais. Deve-se tomar cuidado para controlar a profundidade da esfoliação nessas regiões.

18.3 Pontos Técnicos

- Utilizamos uma técnica de três dedos para permitir a cobertura de uma área de superfície consistente e ampla (**Vídeo 18.1**).[4]
- Um aplicador com ponta de algodão carregado com TCA é utilizado para tratar rítides na região periorbital e perioral. A pele nessas áreas é esticada para permitir que a esfoliação alcance a parte inferior das rítides. A extremidade rígida do aplicador com ponta de algodão pode ser utilizada para aplicação seletiva do esfoliante nas rítides mais profundas.[1]
- A margem da área sendo submetida à esfoliação (geralmente a borda mandibular para a esfoliação facial) é levemente pincelada, permitindo uma transição natural e inconspícua. Todas essas áreas são reavaliadas constantemente quanto às alterações de cor para analisar a profundidade e eficácia da esfoliação.

Referências Bibliográficas

[1] Herbig K, Trussler AP, Khosla RK, Rohrich RJ. Combination Jessner's solution and trichloroacetic acid chemical peel: technique and outcomes. Plast Reconstr Surg. 2009; 124(3):955–964
[2] Pannucci CJ, Reavey PL, Kaweski S, et al. A randomized controlled trial of skin care protocols for facial resurfacing: lessons learned from the Plastic Surgery Educational Foundation's Skin Products Assessment Research study. Plast Reconstr Surg. 2011; 127(3):1334–1342
[3] Johnson JB, Ichinose H, Obagi ZE, Laub DR. Obagi's modified trichloroacetic acid (TCA)-controlled variable-depth peel: a study of clinical signs correlating with histological findings. Ann Plast Surg. 1996; 36(3):225–237
[4] O'Connor AA, et al. Chemical peels: A review of current practice. Australas J Dermatol. 2017

19 Maximizando a Segurança com os Dispositivos Baseados em Radiofrequência

Erez Dayan ▪ *Rod J. Rohrich*

Resumo

A energia de radiofrequência (RF) emitida interna ou externamente é utilizada com sucesso para tratar rítides, gordura submentual, flacidez da pele, telangiectasias e outras alterações cutâneas relacionadas com a idade. Também é utilizada em tecidos subcutâneos, objetivando o remodelamento e o contorno de tecido adiposo subdérmico. Os dispositivos de RF criam correntes alternadas para polarizar o tecido em um caminho elétrico utilizando eletrodos carregados negativa e positivamente para gerar calor. O uso seguro e consistente dessa tecnologia depende da compreensão de (1) características específicas da pele do paciente e a anatomia do tecido mole, (2) características do dispositivo de radiofrequência e (3) interações de energia/tecido. Neste capítulo descrevemos a utilidade da tecnologia de radiofrequência, incluindo indicações, contraindicações e zonas anatômicas de perigo.

Palavras-chave: contorno facial, redução da pele, radiofrequência, radiofrequência da microagulha, cateter com radiofrequência.

Pontos-Chave para Maximizar a Segurança da Esfoliação Química

- A RF é particularmente interessante como um modo seguro e eficaz para diminuir a flacidez da pele no rejuvenescimento facial, tanto como tratamento primário como para corrigir a flacidez recorrente após ritidoplastia ou *lifting* cervical (▶ **Fig. 19.1**).[1-3]
- Os dispositivo térmicos, como aqueles que causam impacto em tecidos moles, com base na radiofrequência (RF), em nível molecular pela desnaturação do colágeno em 55 a 60°C, que levam à neocolagênese subsequente, elastogênese, angiogênese e remodelamento do tecido adiposo subdérmico ao longo de 4 a 8 semanas do tratamento (**Vídeo 19.1**).[2,4,5]
- A energia da RF pode ser liberada utilizando dispositivos mono, bi ou multipolares. Outras variantes de emissão da RF incluem tecnologias fracionadas, sublativas e combinadas (*laser*, luz, energia eletromagnética).[4,6-9]
- A RF pode ser empregada com segurança em pacientes de todos os tipos de pele e é mais eficaz em pacientes mais jovens com flacidez leve da pele e boa elasticidade cutânea.[2,3,10]
- Frequentemente, a RF é utilizada em conjunto com a lipossucção. A energia de RF é aplicada, primeiramente, para estreitar a rede fibrosseptal e induzir a redução da pele, enquanto a lipossucção subsequente diminui o volume de tecido adiposo subjacente.[2,4,5,11]

19.1 Considerações de Segurança

- Ao contrário da energia do *laser* com fototermólise seletiva, o aquecimento da RF não é seletivo. Portanto, a RF pode ser aplicada para qualquer tipo de pele, segundo a classificação de Fitzpatrick, sem a preocupação de dano aos melanócitos ou alterações na pigmentação. No entanto, deve-se ter cautela para evitar a lesão térmica.
- O aquecimento ocorre tanto na ponta da agulha quanto ao longo de toda a cânula, dependendo se o dispositivo é isolado ou não.[2,4,9,11]

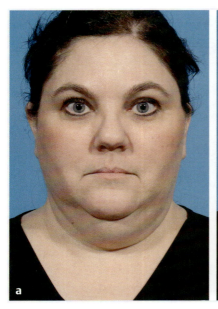 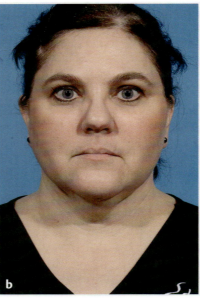

Fig. 19.1 (a) Resultados pré- e (b) pós-operatórios após radiofrequência e lipossucção do pescoço e da gordura submentual.

- Os aspectos da segurança moderna incluem a tecnologia de RF com autorresfriamento (p. ex., *spray* criogênico), sondas de temperatura interna/externa com opções de desligamento, uma vez que as temperaturas alvo predeterminadas são alcançadas, câmeras termográficas externas próximas do infravermelho e cânulas revestidas para evitar traumas laterais e terminais.[2,3,11,12]
- Uma abordagem sistemática de aquecimento gradual deve ser aplicada em áreas sequenciais com o intuito de permitir o aquecimento eficiente e prevenir queimaduras/lesão na pele de espessura total.
- Em dispositivos contendo cânulas, o aquecimento é aplicado gradualmente, das áreas profundas até as mais superficiais. Deve-se evitar muitos passes em uma área. Não mais do que 1 a 3 minutos em uma área particular é recomendado, uma vez que a temperatura-alvo é alcançada.[2,11]

19.2 Anatomia Pertinente

19.2.1 Zonas de Tratamento (▶ Fig. 19.2):

1. Terço inferior da face e do pescoço.
2. Porção média do pescoço.
3. Porção lateral do pescoço.
4. Gordura submentual.

19.2.2 Zonas sem Tratamento (▶ Fig. 19.2):

1. Porção média/superior da face.
2. Linhas de marionete.
3. Testa.
4. Áreas periorais/periorbitais.

19.2.3 Anatomia do Nervo Mandibular Marginal[13]

- O ramo mandibular marginal do nervo facial passa abaixo do platisma e do depressor do ângulo oral, inervando os músculos do lábio inferior e do queixo (▶ **Fig. 19.3**).

Capítulo 19 ■ Maximizando a Segurança com os Dispositivos Baseados em Radiofrequência

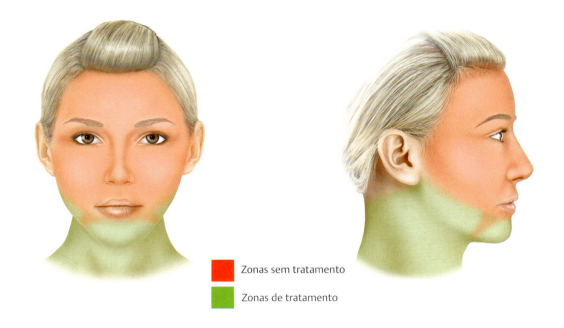

Fig. 19.2 Zonas de radiofrequência com tratamento e não tratamento.

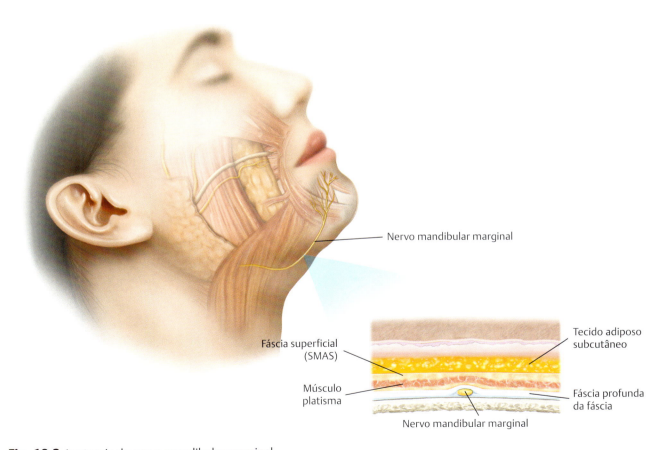

Fig. 19.3 Anatomia do nervo mandibular marginal.

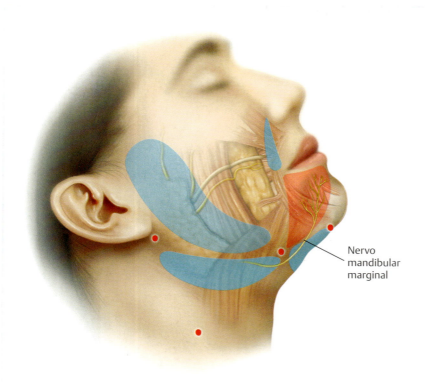

Fig. 19.4 Colocação dos portais de acesso para evitar a lesão do nervo mandibular marginal e do nervo mentual.

- O ramo mandibular marginal do nervo facial é encontrado em posição superficial à artéria facial e anterior à veia facial.
- As portas de entrada para as cânulas de RF devem ser desenvolvidas para permitir o movimento radial fora da área mais superficial do nervo mandibular marginal (região média da mandíbula, 2 cm posterior à comissura oral, abaixo do sistema aponeurótico submuscular [SMAS]) e nervo mentual (porção média da mandíbula abaixo do segundo pré-molar anterior ao SMAS) (▶ **Fig. 19.4**).

19.2.4 Nervo Mentual[14]

- Ramo do nervo alveolar inferior (CN V) que fornece sensibilidade ao queixo anterior e ao lábio inferior, assim como às gengivas intervenientes.
- O nervo emerge no forame mentual na mandíbula e percorre abaixo do músculo depressor do ângulo oral em três ramos (a pele do queixo e a pele e membrana mucosa do lábio inferior).

19.3 Pontos Técnicos

- Os alvos inadvertidos mais comuns incluem os nervos sensoriais superficiais e o nervo mandibular marginal quando se aproxima às áreas de formação da gordura submentual e de tecido mole descendente na borda da mandíbula.[1,3]
- A sonda de RF deve sempre permanecer subcutânea e nunca deve estar abaixo do platisma ou da camada de SMAS.
- O movimento radial é utilizado com aplicação de força apenas na suspensão do procedimento.

- Interromper a aplicação de força 1 cm antes do ponto de acesso para não aplicar força de forma repetitiva quando a sonda é movida proximalmente.
- A injeção tumescente permite a hidrodissecção acima do platisma/camada de SMAS para evitar a colocação involuntária da cânula subplatismal.

Referências Bibliográficas

[1] Blugerman G, Schavelzon D, Paul MD. A safety and feasibility study of a novel radiofrequency-assisted liposuction technique. Plast Reconstr Surg. 2010; 125(3):998–1006

[2] Chia CT, Theodorou SJ, Hoyos AE, Pitman GH. Radiofrequency-Assisted Liposuction Compared with Aggressive Superficial, Subdermal Liposuction of the Arms: A Bilateral Quantitative Comparison. Plast Reconstr Surg Glob Open. 2015; 3(7):e459

[3] Gentile RD, Kinney BM, Sadick NS. Radiofrequency Technology in Face and Neck Rejuvenation. Facial Plast Surg Clin North Am. 2018; 26(2):123–134

[4] Sadick N, Rothaus KO. Aesthetic Applications of Radiofrequency Devices. Clin Plast Surg. 2016; 43(3):557–565

[5] Swanson E. Does Radiofrequency Assistance Improve Skin Contraction after Liposuction? Plast Reconstr Surg Glob Open. 2015; 3(10):e545

[6] Kao HK, Li Q, Flynn B, et al. Collagen synthesis modulated in wounds treated by pulsed radiofrequency energy. Plast Reconstr Surg. 2013; 131(4):490e–498e

[7] Levy AS, Grant RT, Rothaus KO. Radiofrequency Physics for Minimally Invasive Aesthetic Surgery. Clin Plast Surg. 2016; 43(3):551–556

[8] Li Q, Kao H, Matros E, Peng C, Murphy GF, Guo L. Pulsed radiofrequency energy accelerates wound healing in diabetic mice. Plast Reconstr Surg. 2011; 127(6):2255–2262

[9] Pritzker RN, Robinson DM. Updates in noninvasive and minimally invasive skin tightening. Semin Cutan Med Surg. 2014; 33(4):182–187

[10] Chen B, Kao HK, Dong Z, Jiang Z, Guo L. Complementary Effects of Negative-Pressure Wound Therapy and Pulsed Radiofrequency Energy on Cutaneous Wound Healing in Diabetic Mice. Plast Reconstr Surg. 2017; 139(1):105–117

[11] Theodorou S, Chia C. Radiofrequency-assisted Liposuction for Arm Contouring: Technique under Local Anesthesia. Plast Reconstr Surg Glob Open. 2013; 1(5):e37

[12] Keramidas E, Rodopoulou S. Radiofrequency-assisted Liposuction for Neck and Lower Face Adipodermal Remodeling and Contouring. Plast Reconstr Surg Glob Open. 2016; 4(8):e850

[13] Balagopal PG, George NA, Sebastian P. Anatomic variations of the marginal mandibular nerve. Indian J Surg Oncol. 2012; 3(1):8–11

[14] Betz D, Fane K. Nerve Block, Mental. In: StatPearls. 2018: Treasure Island (FL)

20 Maximizando a Segurança com a Criolipólise

Erez Dayan ▪ *Rod J. Rohrich*

Resumo

A criolipólise está entre os tratamentos não invasivos mais populares para o excesso de tecido adiposo focal. A FDA liberou a criolipólise para redução de depósitos de gordura nos flancos, abdome e coxas entre 2010 e 2014; essa tecnologia, desde então, emergiu como um líder entre os dispositivos não invasivos de contorno corporal. A criolipólise age pela destruição preferencial de células adiposas por meio da redução térmica controlada. A exposição à temperatura abaixo do normal, mas acima da temperatura de congelamento, induz a apoptose de células adiposas e tem a vantagem da sensibilidade dos adipócitos ao processo de resfriamento quando comparado aos tecidos circundantes.

Palavras-chave: criolipólise, contorno corporal não invasivo, apoptose de adipócitos, lipodistrofia.

Pontos-Chave

- A criolipólise é baseada no conceito de que os tecidos ricos em lipídeos são mais suscetíveis à lesão pelo frio do que o tecido rico em água circundante (▶ **Fig. 20.1**).[1-4]
- O método envolve a aplicação controlada de resfriamento na faixa de temperatura de -11 a 5°C.[1,5,6]
- A criolipólise tem como alvo os adipócitos, ao mesmo tempo em que poupa a pele, nervos, vasos e músculos.[7]
- Essa tecnologia parece ser segura em curto e longo prazos. Não demonstrou ter qualquer efeito em relação ao colesterol, triglicerídeos, lipoproteína de baixa densidade, lipoproteína de alta densidade, função hepática (aspartato aminotransferase (AST)/alanina aminotransferase (ALT), bilirrubina), albumina ou glicose.[7]
- O mecanismo de criolipólise não é totalmente compreendido. Teorias incluem apoptose de adipócitos por edema celular, atividade reduzida de Na-K-ATPase, níveis elevados de ácido lático e liberação de radicais livres mitocondriais. Por fim, um processo inflamatório leva à morte de adipócitos e remoção pelos macrófagos em 3 meses.[8]
- Complicações são raras e geralmente se resolvem em poucas semanas após o tratamento. Eventos adversos incluem eritema, hematoma, edema, sensibilidade e dor. Não há descrição de ulcerações persistentes, cicatrização, parestesias, hematomas, vesiculação, hemorragia, hiperpigmentação/hipopigmentação ou infecções.[8-10]
- Poucos relatos de casos isolados descreveram a hiperplasia de tecido adiposo paradoxal após o tratamento por criolipólise (est 1:20,000).[11-15]

20.1 Considerações de Segurança

- Os candidatos ideais são pacientes que necessitam de pequenas áreas focais de remoção do tecido adiposo. Pacientes com excesso de tecido adiposo ou pele devem ser orientados adequadamente, pois são, provavelmente, os melhores candidatos a operações de lipossucção ou de excisão.
- Contraindicações à criolipólise incluem condições induzidas por frio, como crioglobinemia, urticária por frio e hemoglobinúria paroxística ao frio.[8,16]
- A criolipólise não deve ser realizada em áreas de tratamento com varizes graves, dermatite ou outras lesões cutâneas.[8,16]

Dia do procedimento

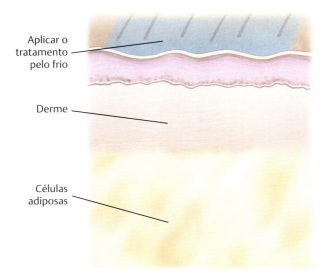

- Aplicar o tratamento pelo frio
- Derme
- Células adiposas

Após o procedimento

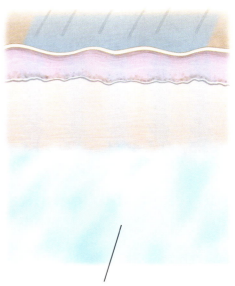

Células adiposas expostas ao tratamento pelo frio começam a cristalizar

2-3 meses após o procedimento

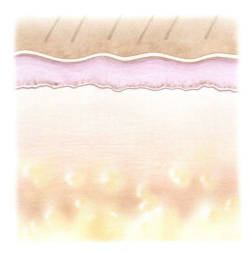

Células adiposas continuar a se romper e são removidas do corpo

3-6 meses após o procedimento

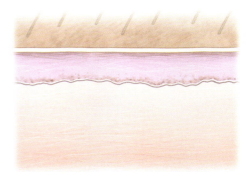

Alteração no contorno depois da remoção de células adiposas

Fig. 20.1 Efeito da criolipólise no tecido adiposo.

20.2 Correlações Clínicas

- A criolipólise demonstrou reduzir, de modo seguro e eficaz, o tecido adiposo subcutâneo e tem a liberação da FDA para o tratamento dos flancos, abdome, coxas, área submentual, costas, área do sutiã, abaixo das nádegas e o braço.
- Protocolos de tratamento ainda terão que ser otimizados para maximizar os resultados. Os pacientes devem ser notificados de que vários tratamentos são, com frequência, necessários para o efeito desejado.
- Tratamentos subsequentes levam à redução adicional de gordura; contudo, o grau de melhora não demonstrou ser tão acentuado quanto o primeiro tratamento. Existem, também, variações no grau de melhora com os tratamentos adicionais de acordo com o sítio anatômico (p. ex., tratamentos subsequentes do abdome tiveram resultados mais evidentes quando comparados àqueles realizados nos flancos).[7,8]
- A massagem/manipulação dos tecidos moles no pós-tratamento demonstrou melhorar a eficácia da criolipólise clínica e histologicamente.[8,17]

Referências Bibliográficas

[1] Kilmer SL, Burns AJ, Zelickson BD. Safety and efficacy of cryolipolysis for non-invasive reduction of submental fat. Lasers Surg Med. 2016; 48(1):3–13
[2] Leal Silva H, Carmona Hernandez E, Grijalva Vazquez M, Leal Delgado S, Perez Blanco A. Noninvasive submental fat reduction using colder cryolipolysis. J Cosmet Dermatol. 2017;16(4):460–465
[3] Lee SJ, Jang HW, Kim H, Suh DH, Ryu HJ. Non-invasive cryolipolysis to reduce subcutaneous fat in the arms. J Cosmet Laser Ther. 2016; 18(3):126–129
[4] Meyer PF, da Silva RM, Oliveira G, et al. Effects of Cryolipolysis on Abdominal Adiposity. Case Rep Dermatol Med. 2016; 2016:6052194
[5] Li MK, Mazur C, DaSilva D, Canfield D, McDaniel DH. Use of 3-Dimensional Imaging in Submental Fat Reduction After Cryolipolysis. Dermatol Surg. 2018; 44(6):889–892
[6] Wanitphakdeedecha R, Sathaworawong A, Manuskiatti W. The efficacy of cryolipolysis treatment on arms and inner thighs. Lasers Med Sci. 2015; 30(8):2165–2169
[7] Bernstein EF. Long-term efficacy follow-up on two cryolipolysis case studies: 6 and 9 years post-treatment. J Cosmet Dermatol. 2016; 15(4):561–564
[8] Ingargiola MJ, Motakef S, Chung MT, Vasconez HC, Sasaki GH. Cryolipolysis for fat reduction and body contouring: safety and efficacy of current treatment paradigms. Plast Reconstr Surg. 2015; 135(6):1581–1590
[9] Jeong SY, Kwon TR, Seok J, Park KY, Kim BJ. Non-invasive tumescent cryolipolysis using a new 4D handpiece: a comparative study with a porcine model. Skin Res Technol. 2017; 23(1):79–87
[10] Jones IT, Vanaman Wilson MJ, Guiha I, Wu DC, Goldman MP. A split-body study evaluating the efficacy of a conformable surface cryolipolysis applicator for the treatment of male pseudogynecomastia. Lasers Surg Med. 2018
[11] Ho D, Jagdeo J. A Systematic Review of Paradoxical Adipose Hyperplasia (PAH) Post-Cryolipolysis. J Drugs Dermatol. 2017; 16(1):62–67
[12] Karcher C, Katz B, Sadick N. Paradoxical Hyperplasia Post Cryolipolysis and Management. Dermatol Surg. 2017; 43(3):467–470
[13] Keaney TC, Naga LI. Men at risk for paradoxical adipose hyperplasia after cryolipolysis. J Cosmet Dermatol. 2016; 15(4):575–577
[14] Kelly E, Rodriguez-Feliz J, Kelly ME. Paradoxical Adipose Hyperplasia after Cryolipolysis: A Report on Incidence and Common Factors Identified in 510 Patients. Plast Reconstr Surg. 2016; 137(3):639e–640e
[15] Kelly ME, Rodríguez-Feliz J, Torres C, Kelly E. Treatment of Paradoxical Adipose Hyperplasia following Cryolipolysis: A Single-Center Experience. Plast Reconstr Surg. 2018;142(1):17e–22e
[16] Sasaki GH. Reply: Cryolipolysis for Fat Reduction and Body Contouring: Safety and Efficacy of Current Treatment Paradigms. Plast Reconstr Surg. 2016; 137(3):640e–641e
[17] Carruthers JD, Humphrey S, Rivers JK. Cryolipolysis for Reduction of Arm Fat: Safety and Efficacy of a Prototype CoolCup Applicator With Flat Contour. Dermatol Surg. 2017;43(7):940–949

21 Maximizando a Segurança com o Microagulhamento

Erez Dayan ▪ *David Dwayne Weir* ▪ *Rod J. Rohrich* ▪ *E. Victor Ross*

Resumo

Inicialmente utilizado no tratamento de cicatrizes, o microagulhamento está em uso desde o início dos anos 1990. A partir daí, o microagulhamento (uma vez referido como terapia de indução de colágeno) tornou-se um procedimento popular minimamente invasivo para o rejuvenescimento da pele. As microagulhas são utilizadas para penetrar na derme e levar à indução/reorganização capilar, de elastina e de colágeno percutâneo. As agulhas empregadas são da ordem de mícrons, com o comprimento da agulha variando de 0,5 a 1,5 mm. O microagulhamento pode funcionar, também, em sinergia com uma variedade de medicamentos, para aumentar a liberação transdérmica pelos microporos, sendo um dos mais populares o plasma rico em plaquetas (PRP).

Palavras-chave: microagulhamento, indução de colágeno percutâneo, rejuvenescimento facial, plasma rico em plaquetas.

Pontos-Chave

- O microagulhamento penetra na derme e inicia as cascatas inflamatórias e de cicatrização do corpo, assim induzindo uma flutuação de fatores de crescimento (FGF, TGF e PDF) que resultam em ativação de fibroblastos, além de neocolagênese, elastogênese e angiogênese.[1-3]
- Em uma semana de microagulhamento, o arcabouço de matriz de fibronectina desenvolve-se, sobre os quais o colágeno é organizado, finalmente conduzindo à retração da pele.[3-5]
- O microagulhamento é utilizado com sucesso para tratar a cicatrização derivada da acne, a cicatrização sem acne, a hiperpigmentação, a alopecia e a hiperidrose, assim como para o uso como técnica de *drug delivery*.[2-8]
- Os dispositivos de microagulhamento provêm de uma variedade de arranjos de agulhas (p. ex., equipamentos de tatuagem, rolos de microagulhas, dispositivos eletrônicos) e materiais (vidro, silicone, metais, polímeros biodegradáveis) de agulhas. Os métodos mais comumente utilizados no microagulhamento incluem os rolos e os dispositivos eletrônicos.

21.1 Considerações de Segurança

- Atualmente existe apenas um dispositivo de microagulhamento aprovado pela FDA no mercado dos EUA (SkinPen® [Bellus Medical]).
- O único uso de microagulhamento aprovado pela FDA é para a cicatrização atrófica da face (excluindo o interior da borda orbital).
- A SkinPen® pode ser utilizada em áreas da face/pescoço/corpo e não tem indicação aprovada para uso no interior da borda orbital. Atualmente existem vários dispositivos de microagulhamento distintos na prática, com ampla variedade de aspectos quanto à qualidade e à segurança da agulha. A SkinPen® é a primeira a oferecer pesquisa e informações de controle de qualidade confirmando a segurança e a qualidade do dispositivo com ponta de agulha descartável.

- A contaminação cruzada de agulhas e, por sua vez, dos líquidos corporais, deve ser cuidadosamente controlada. De preferência, o dispositivo de microagulhamento utilizado deve ter uma peça manual selada com uma unidade de microagulhamento descartável para uso apenas por uma única vez. Quando combinado com o PRP, o máximo de cuidado deve ser tomado para organizar, sistematicamente, o plasma e não misturar acidentalmente entre os pacientes.
- Métodos variados de anestesia, incluindo o uso de anestésicos tópicos que não necessitam de prescrição médica, assim como formulações combinadas especializadas, são utilizados para minimizar o desconforto do paciente. Sob a supervisão direta de um profissional médico qualificado, as formulações tópicas compostas de analgésicos podem ser empregadas com cautela. Em nossa prática, ao realizar o microagulhamento em múltiplas áreas de tratamento, uma abordagem escalonada em múltiplas etapas com anestésico tópico é utilizada para evitar a toxicidade da lidocaína.
- Casos de granulomas foram relatados, particularmente com o uso de preparações não estéreis, topicamente em conjunto com o microagulhamento. De preferência, apenas produtos estéreis que são fabricados para liberação por via intradérmica devem ser aplicados na superfície ao realizar o microagulhamento.
- A profundidade da agulha pode variar de 0,25 a 3 mm, dependendo do dispositivo. Uma compreensão da anatomia da área de tratamento é necessária para determinar a segurança da profundidade da agulha.[1,2,7] Semelhante à segurança da esfoliação química e do *laser*, determinadas áreas de tratamento são tratadas com uma intensidade de microagulhamento mais profunda, enquanto outras áreas são tratadas com uma profundidade de penetração da agulha mais rasa (▶ **Fig. 21.1**) (**Vídeo 21.1**).[3,9,10]
- Dispositivos que oferecem configurações de microagulhamento mais profundas (1,5-3,0 mm) devem ser utilizados com precaução, particularmente em pacientes com pele fina, pois agulhas mais profundas (> 3 mm) podem causar danos em nervos sensoriais.

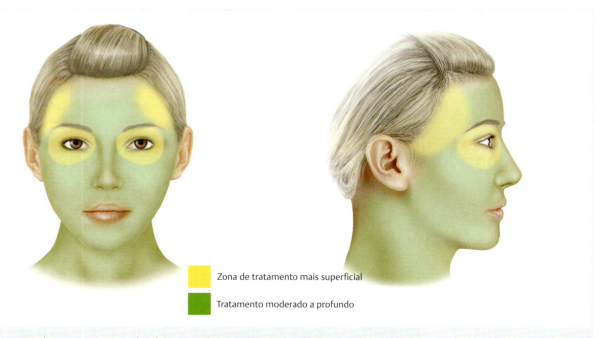

Fig. 21.1 Zonas de tratamento profundo e superficial para o microagulhamento.

21.2 Zonas Seguras

- Áreas que oferecem um tecido adiposo mais subjacente e uma derme espessa são consideradas zonas mais seguras. Essas áreas incluem a região zigomática, a região bucal, a região perioral, a região mentual e a região parotídea-massetérica.

21.3 Zonas de Transição

- As zonas de transição tendem a ser compostas de tecido adiposo subjacente mais fino e uma derme mais fina; incluem a região temporal, a região infraorbital, a região do pescoço e a região frontal.

21.4 Zonas de Perigo

- As zonas de perigo com base na estrutura da pele subjacente incluem a região dentro da borda orbital e a região perioral. (O tratamento conservador é aplicado, geralmente, a 0,25 mm de profundidade.)

21.5 Correlações Clínicas

- O microagulhamento pode ser utilizado em todos os tipos de pele, de acordo com a classificação de Fitzpatrick.
- Não existe componente térmico para o microagulhamento padrão, assim, a preocupação com queimaduras, cicatrização ou mudanças na pigmentação é praticamente eliminada.

21.6 Pontos Técnicos

- Três diferentes movimentos são aplicados por área: vertical, horizontal e circular.
- Permanecer perpendicular em relação à pele.
- Permitir que o dispositivo faça o trabalho; não aplicar excesso de pressão e não arrastar o dispositivo sobre a pele.

Referências Bibliográficas

[1] Ablon G. Safety and Effectiveness of an Automated Microneedling Device in Improving the Signs of Aging Skin. J Clin Aesthet Dermatol. 2018; 11(8):29–34
[2] Duncan DI. Microneedling with Biologicals: Advantages and Limitations. Facial Plast Surg Clin North Am. 2018; 26(4):447–454
[3] Food and Drug Administration, HHS. Medical Devices; General and Plastic Surgery Devices; Classification of the Microneedling Device for Aesthetic Use. Final order. Fed Regist. 2018;83(111):26575–26577
[4] Mazzella C, Cantelli M, Nappa P, Annunziata MC, Delfino M, Fabbrocini G. Confocal microscopy can assess the efficacy of combined microneedling and skinbooster for striae rubrae. J Cosmet Laser Ther. 2018; •••:1–4
[5] Zduńska K, Kołodziejczak A, Rotsztejn H. Is skin microneedling a good alternative method of various skin defects removal. Dermatol Ther (Heidelb). 2018; 31(6):e12714
[6] Al Qarqaz F, Al-Yousef A. Skin microneedling for acne scars associated with pigmentation in patients with dark skin. J Cosmet Dermatol. 2018; 17(3):390–395
[7] Badran KW, Nabili V. Lasers, Microneedling, and Platelet-Rich Plasma for Skin Rejuvenation and Repair. Facial Plast Surg Clin North Am. 2018; 26(4):455–468
[8] Sezgin B, Özmen S. Fat grafting to the face with adjunctive microneedling: a simple technique with high patient satisfaction. Turk J Med Sci. 2018; 48(3):592–601
[9] Schmitt L, Marquardt Y, Amann P, et al. Comprehensive molecular characterization of microneedling therapy in a human three-dimensional skin model. PLoS One. 2018;13(9):e0204318
[10] Soliman M, Mohsen Soliman M, El-Tawdy A, Shorbagy HS. Efficacy of fractional carbon dioxide laser versus microneedling in the treatment of striae distensae. J Cosmet Laser Ther. 2018; •••:1–8

Índice Remissivo

Entradas acompanhadas de *f* em itálico indicam figuras.

A

Ácido tricloroacético
　combinado com a
　　segurança do esfoliante químico de Jessner, 122
　　considerações de segurança, 123
　　pontos técnicos, 124
　　zonas de perigo e correlações clínicas, 123
Anatomia
　da deflação, 23
　facial, 3
　neural, 73
Arco
　zigomático, 26, 64
Arquitetura
　das partes moles
　　da face, 3
Artéria
　alar
　　inferior, 104
　facial, 89
　marginal, 104
　nasal dorsal, 78, 104
　supraorbital, 77
　supratroclear, 77
　temporal superficial
　　ramo frontal, 82

B

Bochecha
　anterior, 22
　lateral
　　corte cruzado da, 4*f*
　　partes moles da, 11

C

Comissura dos lábios, 92
Comissura oral, 89
　artéria facial, 89
Compartimento
　da mandíbula, 21
　　no envelhecimento, 21
　de gordura facial, 16
　　profunda, 22
　　resumo, 16
　do sulco nasolabial, 21
　　localização, 21
　lateral, 18
　　largura do, 19
　　localização do, 18
　malar
　　adiposo, 21*f*
　　superficial, 20
　　　ligamentos, 20
　　　localização do, 20
　　　ramos, 20

Considerações técnicas
　dissecção estendida do SMAS, 65
　e SMASectomia lateral, 66
　　considerações técnicas, 69
　　janela de platisma, 61
　　　considerações de segurança, 61, 67
　　　pontos-chave da, 66
　　　pontos técnicos, 64
Coxim
　adiposo
　　bucal, 10
　　médio, 19
　　　dissecação do, 19
　　　espessura do, 19
　　　localização do, 19
Criolipólise
　maximizando a segurança com a, 130
　　considerações de segurança, 130
　　correlações clínicas, 132

D

Deflação
　anatomia da, 23
　　malar, 23
　　ocorrência, 23
　　profunda, 23
　　superficial, 23
Dispositivos
　baseados em radiofrequência
　　maximizando a segurança com os, 125

E

Eminência
　zigomática, 20
Envelhecimento
　facial, 24*f*
Erb
　ponto de, 56
Esfoliante químico de Jessner, 122
　ácido tricloroacético
　　combinado com, 122

F

Face
　anatomia
　　das partes moles da, 3
　　camadas, 6
　　gordura subcutânea, 6
　　pele, 6
Fáscia
　facial
　　profunda, 9
　　superficial (SMAS), 8
Flacidez facial, 66

G

Gordura
　subcutânea, 6
　facial, 6, 7*f*, 16
　　anatomia da deflação, 23
　　compartimentos de, 16
　　　distribuição de gordura superficial, 16
　　　coxim adiposo médio, 19
　　　lateral, 18
　　　malar superficial, 20
　　　mandíbula, 21
　　　sulco nasolabial, 21
　　　profunda, 22
　　　　compartimentos de, 22
　plano da, 6
　profunda, 22
　resumo, 24
　septos fibrosos, 6

I

Injeção
　do preenchedor
　　na região temporal, 85
　　　pontos de técnica para, 85
　　　　adequada, 86*f*
　　　　inadequada, 86*f*

J

Janela do platisma, 61, 69

L

Lábio(s)
　comissura dos, 92
　inferior, 89, 90
　　artéria labial inferior, 89
　superior, 90
　　artéria labial superior, 87
Lasers ablativos
　maximizando a segurança com, 115
　　anatomia pertinente, 116
　　considerações de segurança, 115
　　laser Er:Yag (2.950 nm), 116
　　pontos técnicos, 116
Lasers não ablativos
　maximizando a segurança com, 120
　　correlações clínicas, 121
　　considerações de segurança, 120
Lifting
　das sobrancelhas, 38
　facial, 17
Ligamentos
　cutâneos da parótida, 11
　de retenção, 10, 17
　série de, 10
　zigomáticos, 12

Linha
  de franzimento glabelar, 80
  de Pitanguy, 34f

M

Mandíbula
  compartimento da, 21
    gordura, 21
    no envelhecimento, 21
Mandibulares
  ligamentos, 13
    inserções caudais, 13
Massetéricos
  ligamentos, 13
    caudais, 13
McGregor's *path*, 20
McKinney
  ponto de, 56, 57f, 59f
Microagulhamento
  maximizando a segurança com, 133
    considerações de segurança, 133
      pontos técnicos, 135
      zonas
        clínicas, 135
        de perigo, 135
        de transição, 135
        seguras, 135
Músculo(s)
  abaixador do septo nasal, 102
  corrugador do supercílio, 78
  elevador do lábio
    superior, 94
  frontal, 78
  levantador da asa do nariz, 95
  levantador do ângulo da boca, 95
  levantador do lábio
    superior, 102
  miméticos, 8
  nasais, 102
  orbicular da boca, 94, 109
  prócero, 78
  zigomático maior, 109
  zigomático menor, 110

N

Nariz
  músculo levantador da asa do, 95
Nervo auricular
  magno, 55
    considerações de segurança, 55
    definição, 550
    pontos técnicos, 59
    resumo, 55
    zonas de perigo
      e correlação clínica
        anatomia pertinente, 56
Nervo facial, 10
  lesão do, 3
    prevenir a, 3
  plano do, 4
  ramificação do, 3
  ramo frontal do, 32
  ramos bucais do, 41
  ramos marginal e cervical do
    protegendo os, 47
  zona de perigo do, 25
    visão geral, 25
      anatomia pertinente, 26
        ramo frontal, 26
        ramo zigomático, 28
        ramos marginal e cervical, 28
      considerações de segurança, 25
      pontos técnicos, 30
      resumo, 25
Nervo mentual
  anatomia do, 128
Neuromoduladores
  e preenchedores, 71

P

Parótida
  ducto da, 10
  ligamentos cutâneos da, 11
Partes moles
  da face
    arquitetura das, 3
      camadas, 4
        da superficial para profunda, 4
Pitanguy
  linha de, 34f
Platisma
  inserção no periósteo, 14f
  janela do, 68
  lateral, 59, 64, 65
  técnica de janela, 59, 61
    dissecção estendida do SMAS, 61
Preenchedores
  e neuromoduladores, 71
    introdução, 73
    princípios gerais de, 74
  na região temporal, 85

R

Radiofrequência
  dispositivos baseados em, 125
    maximizando a segurança com
      os, 125
        anatomia pertinente, 126
          do nervo mandibular
            marginal, 126
          nervo mentual, 128
          zonas de tratamento, 126
          zonas sem tratamento, 126
        considerações de segurança, 125
        pontos técnicos, 128
Ramo
  cervical, 28, 49
    profundidade do, 49
  frontal
    da artéria temporal superficial, 82
    do nervo facial, 32
      considerações de segurança, 33
      resumo, 32
      zonas de perigo e anatomia
        pertinente a correlação clínica, 35
  marginal, 28, 53
    profundidade do, 49
  zigomático, 28
    trajeto do, 28
Ramos
  marginal e cervical, 51
    do nervo facial, 47
      anatomia pertinente, 48
      considerações de segurança, 47
      resumo, 47
      zonas de perigo
        e correlações clínicas, 49
          ramo cervical, 49
          ramo marginal, 53
  zigomáticos, 42
    e bucais, 40
      considerações de segurança, 41
      pontos técnicos, 45
      resumo, 40
      zonas de perigo
        e anatomia pertinente, 41
Região glabelar, 75
  injeção de preenchedor na, 79
  pontos técnicos para a, 79
  zona de risco 1, 75
    anatomia pertinente, 75
    considerações de segurança, 75
Região infraorbital
  anatomia pertinente, 109
  considerações de segurança, 107
Região nasal
  anatomia pertinente da, 102
  considerações de segurança, 101
Região nasolabial, 93
  anatomia pertinente, 94
  considerações de segurança, 93
Região perioral
  zona 3 de perigo facial, 87
    anatomia pertinente da, 87
    considerações de segurança, 87
    preenchedor
      injeção de, 90
        pontos de técnica para, 90
Região temporal
  preenchedor na, 85
  zona 2 de perigo facial, 82
    anatomia pertinente, 82
    considerações de segurança na, 82
Retenção
  ligamentos de, 17
    significância cirúrgica dos, 14
Ritidoplastia facial, 61

S

SMAS, 8, 14
  dissecção estendida do, 61
    considerações técnicas, 61, 69
  ectomia, 61
    lateral, 67
    realização da, 66
  músculos miméticos, 8
Sobrancelhas
  anatomia pertinente das, 75
Sulco
  nasolabial
    compartimento do, 21
      localização, 21
      no envelhecimento, 22

T

Tecidos faciais, 3
  anatomia dos, 3
    visão geral da, 3
      arquitetura das partes moles da face, 3
      camadas das, 6
        superficial e profunda, 3
      ligamentos de retenção, 10
        da carótida, 11
        mandibulares, 13
        massetéricos, 13
        significância cirúrgica dos, 14
        zigomáticos, 12
      plano do nervo facial, 4
    resumo, 3
Transiluminação, 6f
  uso da, 25, 33, 41

V

Vasos, 96, 104, 110
  artéria alar
    inferior, 104
  artéria facial, 96, 104
  artéria labial superior, 96
  artéria marginal, 104
  artéria nasal dorsal, 104
  artéria nasal lateral, 97

Veia
  temporal
    média, 83
      conexões, 83
      localização, 84f
      tamanho, 83

Z

Zigoma, 20, 62
  lateral, 64
Zigomáticos
  ligamentos, 12
    liberação dos, 12
    origem dos, 12
Zona de perigo, 32, 45
  e anatomia pertinente, 35, 41
  na região temporal, 33
  vascular
    e correlações clínicas, 85
Zona 2 de perigo facial
  região temporal, 82
    anatomia pertinente, 82
      ramo frontal, 82
      veia temporal média, 73
    considerações de segurança, 82
Zona 3 de perigo facial, 87
  região perioral, 87
    anatomia pertinente, 87
    considerações de segurança na, 87
Zona 4 de perigo facial
  região nasolabial, 93
    anatomia pertinente, 94
    considerações de segurança na, 93
Zona 5 de perigo facial
  região nasal, 99
    anatomia pertinente, 102
      músculos, 102
      vasos, 104
    considerações de segurança, 101
Zona 6 de perigo facial, 107
  região infraorbital, 107
    anatomia pertinente, 109
      músculos, 109
      vasos, 110
    considerações de segurança, 107
Zonas de perigo vascular
  e correlações clínicas, 85, 89, 105, 112
Zonas de risco facial, 73
  região glabelar, 73
    anatomia pertinente, 75
      artérias, 77
      músculos, 78
    considerações de segurança, 75
    resumo, 75
Zonas de risco vascular, 73f, 79
  correlações clínicas, 79